疾病，從大腦失衡開始

環境變異影響大腦功能，造成文明病、慢性病、癌症人口遽增……

美國脊骨神經醫學博士
功能神經學專家
李政家 著

目錄 Contents

CH6 瞭解「頻率」的醫學：波頻能治病，還能殺死癌細胞

CH 7 李博士的腦內革命，健康從「腦」開始

身體平衡了，腰背疼痛從此不見了！

我認識的李政家醫學博士，是一位學識淵博且態度和善的老師。

多年前，因緣際會，拜託到李博士指導功能神經學與應用肌動力學兩種十分獨特的醫療診斷系統。很幸運的，李博士將兩門艱澀的醫學知識用簡單口語的方式，透過有條理的臨床示範，讓我跟一群牙醫師得以深入瞭解從腦科學切入的功能神經學角度來看待口腔如何影響全身，再藉由以肌力測試為核心的應用肌動力學做診療的確認。

對我們來說，算是第一次將腦科學的知識實際應用到牙科，例如透過功能神經學的知識來墊高左右不同高度的牙齒咬合，讓失衡的小腦重新獲得平衡，再透過應用肌動力學的監測，來確認是否影響顳顎關節甚至頸椎。以往教科書難懂的腦科學知識，突然變的非常生活化，身體平衡一旦重建，全身的筋膜與肌肉也獲得紓緩，腰背疼痛像是被沒收一樣的消失無蹤，當下感到無比震撼。

李博士是一位不藏私的學者，知無不言，言無不盡，這本《疾病，從大腦失衡開始》，可以說是華人地區第一本完整講述腦功能神經學、免疫預防醫學和自然醫學檢測的大作。不僅內容豐富，圖文並茂，李博士紮實的學識與經驗，將各種高深的臨床檢測技術平民化，加上完整的動作流程與基礎知識的詳細說明，這本書不僅可以當作醫療知識大百科，也是醫療相關人員不可或缺的百寶袋，對於一般家庭來說，更是提供了自我保健的各式良方，值得每一個人擁有。

在現今醫藥發達的年代，藥物似乎可以治療一切疾病。然而，是藥三分毒，李博士從免疫醫學結合能量測試，提供了大家自我保健的方法，從細胞粒線體、營養、陽光講到能量，甚至中醫的氣，然後回歸大自然，每個篇章內容紮實且環環相扣。

特別是以腦科學為核心做串接，十分讓人驚豔，我個人於國立陽明大學攻讀腦科學研究所博士，深入睡眠醫學，且經年探究各種腦科學的知識與資料，嘗試深入學術殿堂來探究幫助病人的醫學技術。看到李博士的大作，探討腦科學知識的廣度與深度，也還是有自歎佛如的感受，實在是李博士長期將知識與經驗深度的成果。

相信本書的出版，可以造福廣大民眾自我健康保健，且能滿足專業人員跨入整合醫療所需的完整知識，相信可以為台灣醫療保健注入新的活水，為整合性的醫療帶來新的氣象。

氧樂多牙醫診所院長・台灣牙科睡眠醫學會理事長
國立陽明大學腦科學研究所博士候選人
趙哲暘

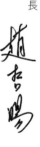

環境變異，讓文明病、慢性病、癌症人口急遽增加

科技文明的日新月異，雖然為我們生活帶來前所未有的便利性，但卻也伴隨而來各種前所未有的後遺症，像是科技和工業高度發展帶來各種環境毒素和污染公害，手機、平板電腦等3C產品普及導致過多藍光和電磁波的暴露，層出不窮的食安風波所潛藏的毒害風險，還有因缺乏日照以及和大自然環境互動而降低的人體自癒能力等。

因此，過去很多被人們認為罕見的疾病，到現在卻已經見怪不怪，發生率甚至逐年快速增加。例如，各式各樣的癌症、自律神經失調、內分泌失調造成的各種慢性疾病，還有兒童的情緒障礙、過動症、自閉症等腦部病變等。

然而，由於台灣的醫療環境，過去只存在著西醫與中醫，西醫就是打針、開刀、吃藥而中醫就是針灸、中藥，不管你喜不喜歡，都只有兩種選擇，再加上講究醫療分科，容易導致頭痛醫頭、腳痛醫腳，因此許多疾病始終無法得到有效的治療，健康似乎已成為現代人最平凡卻又最奢求的願望。

我自醫學院時期接觸復健醫學領域，體會到人其實是有自癒力的，很多時候不用開刀、吃藥，只要能作出正確的診斷，靠保守非侵入性的復健治療也可以幫助病人痊癒。

後來又因受非侵入性治療方式吸引，於大學畢業、服役退伍後，前往美國加州洛杉磯脊骨神經醫學院 (Los Angeles Chiropractic Collge) 就讀取得脊椎神經醫學博士學位，而於當地考取物理治療師ＰＴ與脊骨神經科醫師ＤＣ執照後，除了開始我在美國洛杉磯將近十五年的臨床執業生涯，期間又有幸接觸功能神經學 (Functional Neurology)。

在累積所學與多年臨床診療經驗後，我發現健康並非遙不可及，目前大多數疾病其實都是因為現代人完全脫離了自然的環境，又無法適應科技快速進步所造成的環境變化，於是造成各種老化、器官退化甚至是細胞變異而起。

換句話說，大多數疾病發生的根本原因在於環境的改變，所以想要真正治癒疾病，除了傳統醫療的用藥和治療，還必須同時改善生活環境與型態才行。

舉例來說，很多人身上常會莫名疼痛，就醫檢查卻一切ＯＫ，吃藥擦藥也只能暫時緩解，殊不知疼痛的原因，可能是神經系統傳導路徑出了問題，進而導致大腦出現退化的現象。假如再繼續探討，就不難發現其大腦退化的根源，是由於生活環境中各種過敏原和干擾因子所引起的免疫失衡，這包括了光線、空氣、飲食、水、電磁波等。

假如更進一步去想，疾病的治療除了要找出生活環境與型態中的「病根」，還應該同步處理免疫失衡、大腦退化以及神經系統傳導路徑問題，如此才能幫助身體真正恢復健康。遺憾的是，現今的主流醫學（或說是西醫）仍存在著許多盲點，很多的疾病只能依賴藥物緩解症狀，卻無法解決根本的疾病成因。

此外，根據我回台後的觀察，我發現台灣社會整體的環境，充滿了許多導致健康惡化的危機，再加上商業利益導向訊息的長期催眠，讓大眾產生各種似是而非的錯誤觀念，以為要獲得健康就必需花費大量的金錢和時間，殊不知只要生活環境與型態改變，健康其實垂手可得。

有鑑於功能神經學在台灣還是非常新的醫學觀念，它是一門將大腦神經科學運用到實際臨床的獨特醫學，就我所知目前從事功能神經學的醫生，全世界大約只有五百多名，不但人數非常少，而且主要集中在歐美地區。為此，我決定統合大腦功能神經學、免疫醫學、量子醫學、粒線體醫學、光的科學等所學所知，與讀者諸君分享，期望本書的內容能帶領您用不同的視野，打造出屬於自己的健康密碼！

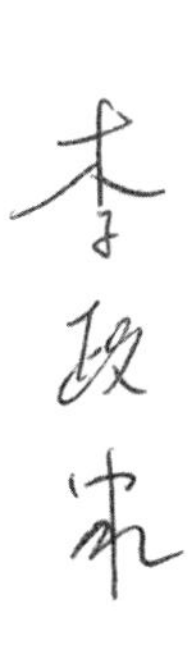

1

• Chapter

總是渾身不對勁？

小心！慢性過敏與環境巨變，讓疲勞、痠痛、肥胖甚至各種慢性病悄悄纏上身！

隨著科技進步，人們的生活環境與型態也跟著產生了巨變，這些變化雖然使我們的生活變得更舒適、便利，卻也為健康帶來極大的隱憂。

事實上，現代人絕大多數疾病的根源，正是來自於各種環境因子、污染源、過敏原和人體免疫機制交互作用下造成的各種變異，這其中包括了光線、空氣品質、環境荷爾蒙、飲水、食物、各種藥品、食品添加劑、電磁波，甚至於你的信仰、周遭的家人、朋友等。

換句話說，我們生活環境中的干擾因子、過敏因子，甚至飲食、作息、心情、照明、溫度等一切事物，都有可能是增加疾病風險的變因。

1-1 面對環境的巨變，現代醫學也出現瓶頸

王先生是位傳產老闆，因長年有胃痛問題，所以他在飲食上頗為自律，即使老闆身分免不了偶爾需要應酬，最多也就是喝幾杯啤酒，而烈酒或刺激性飲食則是完全不碰，可即便如此，卻仍無法減少或減緩胃部的不適。

為了找出胃痛的原因，他陸續做過胃鏡、超音波、腹部電腦斷層等各種檢查，結果胃部本身並沒有問題，他也懷疑過是不是身體其他部位出了問題，將上腹疼痛誤判為胃痛，但健康檢查結果一樣查不出原因，最後被醫師判斷為心理性胃痛，時常被叮囑：「你壓力太大了，想辦法放輕鬆一點。」

然而，讓王先生感到相當無奈的是，就算是全家出國旅遊這樣的輕鬆場合，胃痛的毛病還是會發作。在了解了王先生的狀況之後，我立刻安排他進行慢性過敏原檢測，結果發現王先生對「小麥」過敏，請他開始避免吃含有小麥的食物，如：啤酒、麵食、麵包……等等，幾個月之後，王先生很高興的告訴我，現在已經不會胃痛，長年不離身的胃藥，終於可以送到藥局回收。

其實很多人有跟王先生一樣的情況，也許是身體長期承受著莫名的痠痛、疼痛，也許是經常便秘或拉肚子，更也許是經常覺得莫名疲倦，抑或是怎麼節食、做運動也瘦不下來，這些人的共同狀況就是：**身體明明不對勁、不舒服，但就醫檢查卻一切正常**。

現代醫學無法真正解決健康問題

生理上的不適，再加上找不出原因的心理不安，有些人甚至會被親友認為是心理問題而得不到支持，這份沒有人能夠理解、體會的痛苦，往往會使患者內心相當無助；而身體上的不適，也只能自暴自棄的依賴藥物治標。

最後便累積成為難以根治的慢性病，殊不知這一切不適與疾病的根源，其實都是因無聲的「慢性過敏」，以及「現代人生活環境與型態的巨變」而起。

也許你會覺得難以置信，過敏怎麼會和疲勞、便祕、肥胖、筋骨痠痛扯上關係？而且它竟然還會引發高血壓、糖尿病、自律神經失調等慢性疾病？有些人或許還會因為曾做過過敏源檢測而提出質疑：「我的過敏原檢測結果一切正常，所以我應該不是過敏問題。」

其實，醫院的過敏源檢測，通常檢查的是引發身體「急性過敏」的免疫球蛋白 E（Immunoglobulin E，簡稱 IgE）抗體，而慢性過敏卻是反應在免疫球蛋白 A（Immunoglobulin A，簡稱 IgA）和免疫球蛋白 G（Immunoglobulin G，簡稱 IgG）抗體上，其反應不僅要時隔一陣子之後才會發作，而且症狀還可能非常不明顯，所以更容易「無聲」的蠶食我們的健康。

事實上，醫學研究早已證實，頭痛、疲倦、無法集中精神、關節疼痛、噁心、便秘、拉肚子、皮膚紅癢、異位性皮膚炎等，都是慢性過敏的典型症狀，而高血壓、糖尿病、肥胖、自律神經失調、甲狀腺疾病等許多慢性病，也被發現與慢性過敏有關。

不只如此，要注意的還有「生活環境與型態的巨變」，諸如各種環境污染、電燈與電器的發明和使用、人們作息和飲食習慣的改變等等，簡單的說，就是人們在工業革命之前，與現今生活環境與型態的差異，這些改變雖然源自文明的進步，卻也無可避免地影響了人們的健康。

雖然隨著醫學的發展也跟著文明的進步，與時俱進，無論西醫、中醫皆然，特別是西醫發展，更是隨著各項醫療儀器的發明與醫療發現而大幅躍進。

然而，醫學的進步延長了人們的平均壽命，但人們的健康狀態卻未必能獲得一樣的保障，因為現代醫學（西醫）採取的是一種對抗療法，這在處理急性疾病或是感染等問題時，確實有很好的療效，不過在慢性病的治療上，通常都是使用藥物治療做壓制，雖然能達到暫時性的症狀緩解，但卻有可能破壞了系統的平衡機制，使身體喪失特定功能，並且產生了抗藥性、或是對藥物的依賴性。

例如，失眠或睡不好的人常會服用褪黑激素來幫助睡眠，然而當體內褪黑激素濃度大量升高，身體就會產生回饋機制、去抑制腦下垂體分泌褪黑激素，長期下來，身體自然調控機制就受到破壞，反而造成生理時鐘更加混亂。

現代醫學對抗文明病的瓶頸

此外，由於現代人生活型態的轉變，使得各種環境污染與生活中潛在風險增加，在面對現代人的各種文明症候群與新型態怪病時，現代醫學（西醫）所使用的理論和治療系統也遇到一些瓶頸，諸如：

1. 分工思惟 vs. 全人思惟：

在工業化分工和量化的標準製程觀念中，出了問題就進廠維修、找不到故障物，修好或換掉零件，並用統計資料檢視效益。

而現代醫學受此觀念影響，各科分工越來越細，然而人體的器官運作是一個共振的整體，牽一髮而動全身，各個器官無法獨立於身體的其他部分自行運作，因此現代醫學所使用的理論和治療系統，容易因過度切割而導致見樹不見林，造成治療上的瓶頸。

2. 生物化學 vs. 生物物理

在控制環境的實驗室中，多數的藥物都可以準確的預知化學反應，但是當這些化學藥物進入人體這個不可控制的開放系統時，由於有太多的變數會讓效果變的不可預期，例如：個人當時所處環境溫度、有無電磁波干擾、不同的光線環境、食物的選擇、生活的作息習慣、身體與心理的狀態等，因此只能透過統計的方式證實某種特定藥物對人體的可能療效，並非百分之百能保證一定有效。

此外，現代醫學著重研究藥物對人體的生物化學（bio-chemical）反應，對於細微的生物物理（bio-physics）反應研究卻普遍缺乏，例如共振頻率對細胞、器官、人體產生的影響，電子對於細胞的影響、磁場在人體細胞的影響、細胞間各種引力的相互作用，光線與細胞粒線體的關係等。過去我們對這些一無所知，直到近幾年因物理學研究的突破，才讓我們對人體有更深一層的認識。若只以傳統著重生物化學反應來面對，容易出現治療瓶頸。

3. 物質 vs. 能量

現代醫學講求的是唯物論，將沒有生命的屍體進行解剖和顯微鏡的觀察，勾勒出人體器官組織的架構，但是對於活生生的人體能量運作變化，由於缺乏有效的評量工具，也無法透過肉眼觀察，往往會忽略甚至否定。

例如中醫氣的概念與經絡理論，由於經絡無法像神經血管一樣看的到、摸的到，因此過去西醫對中醫氣的概念與經絡理論是無法接受的，甚至還認為中醫是無效的醫療。

但是，能量是確實存在的，而經絡就好比是能量運行的軌跡，雖然這一點在過去因為缺乏有效的評量工具而不被承認，但隨著科學進步與物理學研究的突破，不久前生物物理學博士王唯工教授的研究已發現，在同一經絡上可以量測到同樣共振頻率的能量狀態，且各個經絡都有著各自特定的一組共振頻率。

4. 人工 vs. 自然

物質文明與科技發展讓人類認為可以自己創造更加便利、更高一等的生存環境，而忽略了自然環境與能量對人類的影響，現代醫學的發展也是如此，由於大部分的醫學實驗都是在實驗室中進行，沒有考慮自然的因素和影響（例如實驗室中的人工照明與自然界的光），實驗結果當然會有落差。

因為幾百萬年以來，地球上的萬物都是依據當時的生存條件和自然環境，如太陽光和地球磁場等進行演化而得以繼續繁衍，我們是地球上的一份子，自然也不例外。因此大多在人工環境中進行的現代醫學實驗，所得結果在實際運用時，勢必有一定的瓶頸。

5. 強制介入 vs. 自然平衡

現代醫學（西醫）大多採取強制介入人體運作的治療方式，然而宇宙萬物的運作，實際上皆存在著一種平衡法則，不僅個體或群體之間的關係如此，個體自身也是如此，也就是說，人體自身就有讓身體恢復平衡狀態的自體療癒能力。

但是，如果經常運用外力強制介入干涉，最後反而會破壞自體的平衡、自癒能力，使身體無法自行回復平衡。

前面所提到治療失眠使用褪黑激素便是一例，長期下來就會破壞身體自然調控機制，影響腦下垂體自動分泌褪黑激素的能力，最終會導致不吃藥就睡不著的結果。

生活環境與型態巨變，各種文明病、慢性病急遽增加

更加棘手的是，科技進步帶來光線、電磁波的影響，以及空氣品質、環境荷爾蒙、飲水、食物、各種藥品、食品添加劑……等因素，使細胞內粒線體效率不佳而產生變異，直接導致人體細胞退化與基因突變。換句話說，我們生活環境中的干擾因子、過敏因子，甚至飲食、作息、心情、照明、溫度等一切事物，都有可能是影響疾病風險的變因。

連心情、光線、溫度甚至信仰都能增加疾病風險，有些人或許會覺得危言聳聽，但這可是有科學根據的，因為環境的改變會影響「細胞中的粒線體」。

我們都知道，人體是由細胞所組成，而細胞中的粒線體則負責提供人體全身細胞所需的能量，因此粒線體的活躍與變異程度會直接影響細胞和基因，是人體健康和遺傳表現的關鍵之鑰（有關粒線體的功能、影響與活化方式，詳見第四章），然而現代人生活環境與型態，卻潛在著許多影響粒線體機能、甚至促使粒線體變異的因子，所以現代人的平均壽命雖然大幅延長，但相較於工業革命前的農業社會，疾病種類和莫名症的疾病卻越來越多。

尤有甚者，其影響層面不只是我們自己，還可能因細胞粒線體的變異，影響下一代的健康。

舉個簡單的例子，以前農業時代都是日出而作日落而息，順應著自然法則悠閒過生活，人類時時刻刻與大自然緊密連結，而現今繁忙的工商社會現代人生活壓力緊張，隨著時代變遷，開始出現各種文明症候群，像是3C產品的普及，不僅造就了脊椎壓迫變型和姿勢不良的相關疾病，還會導致人際之間的疏離冷漠，並且增加藍光和電磁波的潛在疾病風險。

根據研究統計指出，在過去十六年間，英國兒童罹患癌症的比例增加了百分之四十，這是一個多麼讓人震驚的數字！究竟是什麼原因所造成的呢？我認為主要原因之一，就是手機和平板電腦的普及化，因為這是現代兒童所處的生活環境和過往最大的不同點，因此可以合理的推測：3C產品的電磁波和藍光的影響，應該就是造成這個驚人數字最有可能的原因。

然而這還只是其中之一，我們都知道，環境的變異並不只有如此而已。

想要終止情況繼續惡化，關鍵就在我們是否了解「環境對健康的影響」。弄清楚什麼會造成我們身體負擔？我們身體真正需要的到底是什麼？究竟該如何遠離環境中無形的毒害和這些文明反撲的潛在風險？如何量身打造專屬於自己的健康方針？

只要找出這些問題的答案，那麼我們也就能在這個環境污染、食安問題以及文明病充斥的現代社會裡，找到人人都渴望的健康生存之道。

1-2 免疫功能神經醫學：不用依賴藥物就能調整體質、改善健康

現代醫學之父，約翰霍普金斯醫學院創辦人 William Osler 曾經對醫學下了如下的定義「Medicine is a science of uncertainty and an art of probability（醫學是一種不確定的科學和可能性的藝術）」然而在療效不確定性的情況下，我們不禁要去思考，當前的醫學是否如有其極限？疾病的根源到底是什麼？

不打針、不吃藥的免疫功能神經醫學

在科學進步與物理學研究突破下所發展出的「免疫功能神經醫學」，正逐漸受到關注。所謂的免疫功能神經醫學，是一種以科學為基礎、應用在臨床上的醫學。

由於引起身體不適與疾病的根源，都是因無聲的「慢性過敏」以及「現代人生活環境與型態的巨變」而起，相較於現代醫學（西醫）——以症狀為重點，主要使用藥物和侵入性治療控制症狀，擅長處理急性病症，或者中醫——運用平衡經絡氣血的原理、講究從根本改善，但治療方式和療效受醫師本身的經驗和派別影響極大；以科學為基礎、治療重點著重於找出病因的「免疫功能神經醫學」，因為是根據「致病原因」根源改變環境與飲食，因此可能不依賴藥物也可改善健康，甚至還能達到調整體質的目的。

「免疫功能神經醫學」是由全人的角度出發，不侷限在現代醫學（西醫）專科範疇，其理論雖然有和現代醫學（西醫）一樣的科學基礎，但不僅治療方式不同，同時也納入的量子醫學、粒線體醫學等觀點，因此範圍更深、更廣。

免疫失衡、大腦受損，全身器官、組織都會受影響

「免疫功能神經醫學」所涵蓋的範圍雖然深廣，但溯本清源，關鍵就在「免疫醫學」、「大腦功能神經學」、「粒線體醫學」、「光的科學」和「量子醫學」五大領域：

在「免疫醫學」方面，醫學研究早已證實，許多不適與疾病其實都與慢性過敏有關，因為長期接觸造成我們過敏的食物，會使身體的腸道持續受到攻擊，一旦小腸原本正常吸收養分絨毛的過濾管道受到破壞，就會導致「腸漏症」，讓原本不該進入血液循環系統的大分子和抗體，可從腸道直接進入血液循環，讓身體器官受到免疫系統攻擊，影響其功能的正常運作。

不僅如此，當這些抗體到達腦部，還會破壞保護大腦的血腦障壁，讓大分子進入大腦，造成大腦的退化甚至病變（有關慢性過敏的致病機轉與預防改善，見本書第二章詳細說明）。

值得注意的是，促使大腦提早退化或病變的因素，並不只有過敏原而已。我在前文提過，正是「慢性過敏」以及「現代人生活環境與型態的巨變」，生活環境中的干擾因子、過敏因子，甚至飲食、作息、心情、照明、溫度等風險因子，也會使大腦提早退化或病變，所影響的不只記憶、思考與情緒等大腦功能，連帶全身器官、組織的健康也會受到影響。

對此，我們可以透過「大腦功能神經學」，避免、甚至改善這種狀況（見第三章詳細說明）。

免疫功能醫學 v.s 西醫 v.s 中醫 特色比較表

	免疫功能醫學	西醫	中醫
治療觀點	找出過敏因子、干擾因子	症狀的控制和緩解、壓制免疫系統	達到經絡、氣血的平衡
治療方式	改善生活環境 避免過敏源 適度補充營養	採對抗性治療，如施用藥物和侵入性治療	依醫生選用如針灸、中草藥、食療
治療效果	• 長期效果佳 • 從根本上調整體質 • 患者本身生活和飲食習慣需改變	• 急性症狀處理快速 • 易有抗藥性 • 影響身體免疫系統平衡機制 • 肝臟和腎臟負擔大	• 偏重中醫師個人經驗 • 因人而異 • 眾說紛云

了解粒線體、光與頻率的運作，從細胞開始恢復健康

而若要深入探討，包含大腦等全身器官、組織的病變源頭，以及生活環境中的干擾因子、過敏因子，甚至飲食生活、作息等致病機轉，則必須對人體細胞粒線體的運作，以及環境中光與頻率對人體所造成的影響有基本的了解。

現代醫學已經知道，器官、組織（包含大腦、神經）的病變源頭，是由細胞中的粒線體變異而起，然而想改變細胞內粒線體的健康狀態，使用藥物治療是無效的，因為藥物的影響只能停留在細胞外，無法真正進到細胞內運作。想要真正改變細胞中粒線體的狀態，最簡單又快速、有效的方法就是透過能量，此時可運用光在粒線體內所產生的光電效應，以及各種形式的波頻所產生的共振效應兩種方式，達到很好治療效果。

環境能量對人體健康的影響非常大，人體需要獲取足夠的能量才能正常運作，因此我們需要足夠的陽光和食物，但不好的能量卻也會給身體帶來不小的傷害。

因此想要維護或改善健康，除了要關照免疫和大腦功能，更不能忽視粒線體在身體發揮的作用，以及光與頻率對我們的影響，如此不僅有助於找出病因，還能進一步提供身體所需的補充與刺激，幫助真正身體恢復健康（「粒線體醫學」、「光的科學」和「量子醫學」分別見本書第四、五、六章）。

「免疫功能神經醫學」在近代才開始發展，相較於現代醫學與中醫，許多人會覺得比較陌生，再加上許多人聽到免疫醫學、大腦功能神經學、粒線體醫學、光的科學和量子醫學，會以為非常艱深，讓人容易望而卻步。不過事實上，「免疫功能神經醫學」的理論，只要有國中理化程度就能理解，而它的操作與運用，更只要透過陽光、音樂、飲食等方式，每個人都做得到。

為此我決定撰寫本書，好讓大家都能深入淺出去了解「免疫功能神經醫學」，進而有效預防或改善因無聲的「慢性過敏」以及「現代人生活環境與型態的巨變」所引起的各種慢性病。

假如你常覺得身體不對勁、不舒服，長期受疲勞、便祕、肥胖、筋骨痠痛等症狀困擾，甚至已經被慢性病纏身、必須天天吃藥，那麼除了現代醫學（西醫）的治療之外，你還需要「免疫功能神經醫學」，才能真正擺脫病痛、重拾健康與活力（CH7-3）。

現代人不適 & 疾病的根源

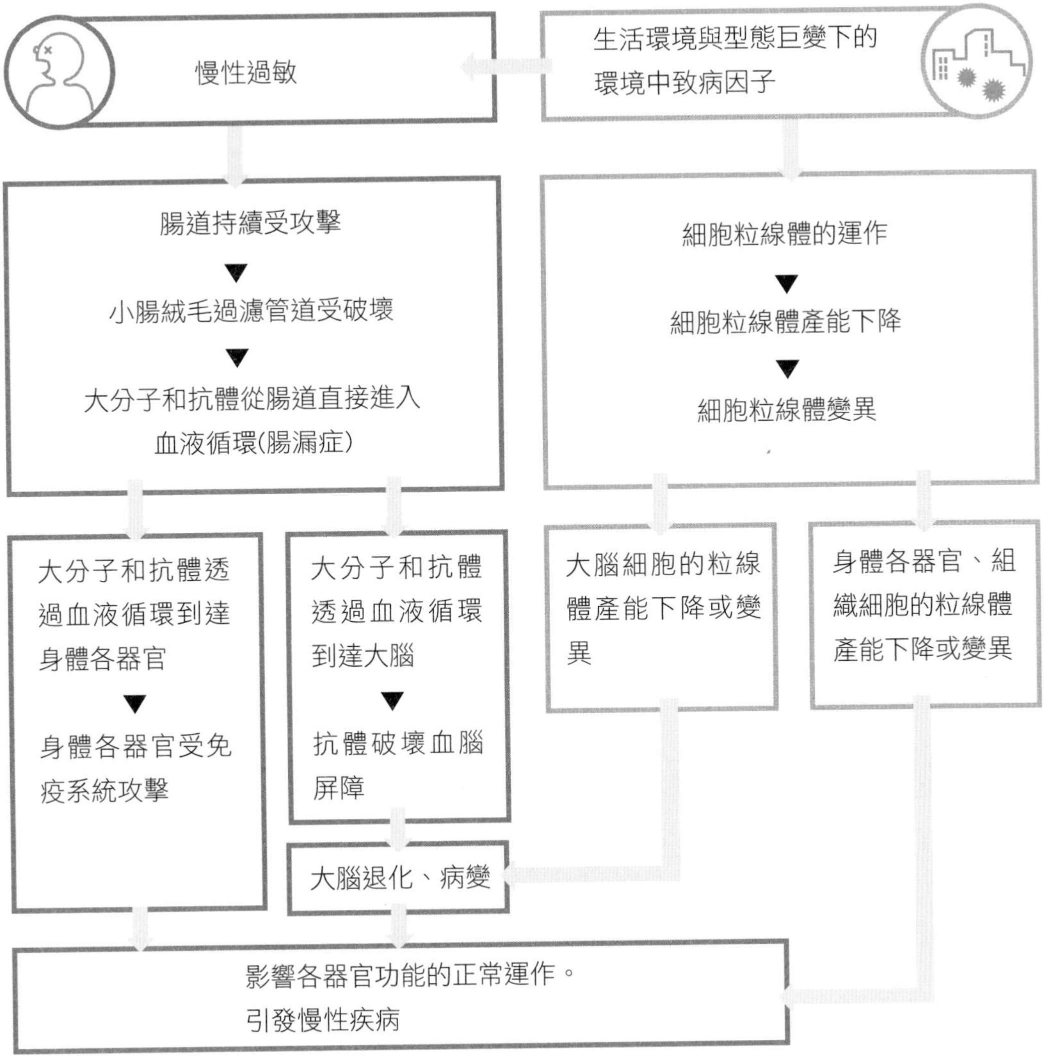
慢性過敏
生活環境與型態巨變下的環境中致病因子
腸道持續受攻擊
小腸絨毛過濾管道受破壞
大分子和抗體從腸道直接進入血液循環(腸漏症)
細胞粒線體的運作
細胞粒線體產能下降
細胞粒線體變異
大分子和抗體透過血液循環到達身體各器官
身體各器官受免疫系統攻擊
大分子和抗體透過血液循環到達大腦
抗體破壞血腦屏障
大腦細胞的粒線體產能下降或變異
身體各器官、組織細胞的粒線體產能下降或變異
大腦退化、病變
影響各器官功能的正常運作。
引發慢性疾病

Chapter 2

免疫系統失衡是各種疾病的起點

免疫系統一旦失衡，全身健康都可能亮紅燈！

人體生理機制的調控深奧且精密，當身體受到外來病菌攻擊，或是自體抵抗力較弱的時候，為了讓身體維持在平衡狀態，免疫系統會幫助身體消滅病菌，並啟動自癒力去清理和修復，好幫助身體回復平衡和健康，這是人體的第一道隱形防線。

然而，長期慢性或接觸環境變異因子，都會造成免疫系統失衡，進而影響身體功能正常運作或出現症狀，可說是各種疾病的起點。而慢性過敏正是免疫系統失衡的第一塊骨牌！

無論你是想擺脫長期找不出原因的莫名不適，還是想有效預防或改善老靠吃藥控制的慢性病，首先第一步要做的，就是「揪出生活中的慢性過敏原，以避免慢性過敏引發免疫系統失衡」。

2-1

免疫系統失衡的根源來自慢性過敏

很多人一開始常難以相信：不就是過敏嗎？怎麼會和高血壓、糖尿病、肥胖、自律神經失調、甲狀腺疾病等慢性病扯上關係？在這之前，讓我們先大概了解一下人體免疫系統的作用機轉。

慢性過敏會引發自體免疫反應，全身各器官都可能因此受到攻擊而致病！

當我們受到外來病菌攻擊，或抵抗力較弱的時候，免疫系統會幫助消滅病菌並啟動自癒力，幫助身體回復平衡和健康，其作用機制主要是依賴T細胞在運作。

人體的T細胞，依其作用的不同，分有：輔助1型T細胞（TH1）、輔助2型T細胞（TH2）以及輔助3型T細胞（TH3）三種，前二種歸類為「效應性T細胞」，最後一種則歸類為「調節性T細胞」，在免疫機制中扮演調節、促進平衡的角色。正常情況下，人體免疫系統應該處於休息狀態，也就是在身體健康的狀態下，我們的效應性T細胞：TH1與TH2應該會保持相互抗拮的平衡。

一旦人體受到外來病菌入侵，免疫系統就會啟動第一個緊急防禦命令，讓TH1細胞啟動巨噬細胞直接吞噬病菌。這就是輔助1型T細胞反應（TH1 response）。

發炎，是免疫系統對抗細菌感染的反應

假如外來病菌頑強抵抗，巨噬細胞一時間無法吞噬病菌，免疫系統就會接著啟動TH2開始第二道緊急處理：命令免疫B細胞產生抗體、撲滅病菌，也就是輔助2型T細胞反應（TH2 response）。

此時免疫B細胞所分泌的抗體，主要又可以分為兩個類型：一種是造成身體累積大量組織胺，引發身體發炎、急性過敏的免疫球蛋白E（Immunoglobulin E，簡稱IgE）抗體，由於這種抗體所產生的症狀較激烈，人體對這種抗體會有立即性的反應，例如氣喘、呼吸困難、身體紅腫等，所以大部分人對於這些過敏原較容易察覺。

另一種則是會產生延遲反應（delayed response）的免疫球蛋白A（Immunoglobulin A，簡稱IgA）和免疫球蛋白G（Immunoglobulin G，簡稱IgG）抗體。

所謂的延遲反應，就是在二十四小時甚至一星期後，身體才開始產生相對應的反應，這種類型的典型症狀包括有：頭痛、疲倦、無法集中精神、關節疼痛、噁心、便秘、拉肚子、皮膚紅癢、異位性皮膚炎等。

慢性病、自律神經病失調，與自體免疫有關

由於IgA、IgG對我們的影響不像急性過敏IgE那麼的立即、嚴重，要時隔一陣子之後才會發作，而且症狀也不明顯，往往容易讓人忽略。不過事實上，IgG、IgA這一類抗體所引起的健康問題並不亞於IgE。

因為IgG、IgA這一類的抗體會透過腸胃吸收，然後隨著血液循環到達身體各個器官，因此反而會誘使血液中的白血球開始去攻擊被抗體附著的器官，引發「自體免疫反應（Autoimmune Response）」，讓免疫系統會開始攻擊自己。這個「自體免疫反應（Autoimmune Response）」雖然是一種人體的自然防禦機制，

身體各部位的自體免疫疾病

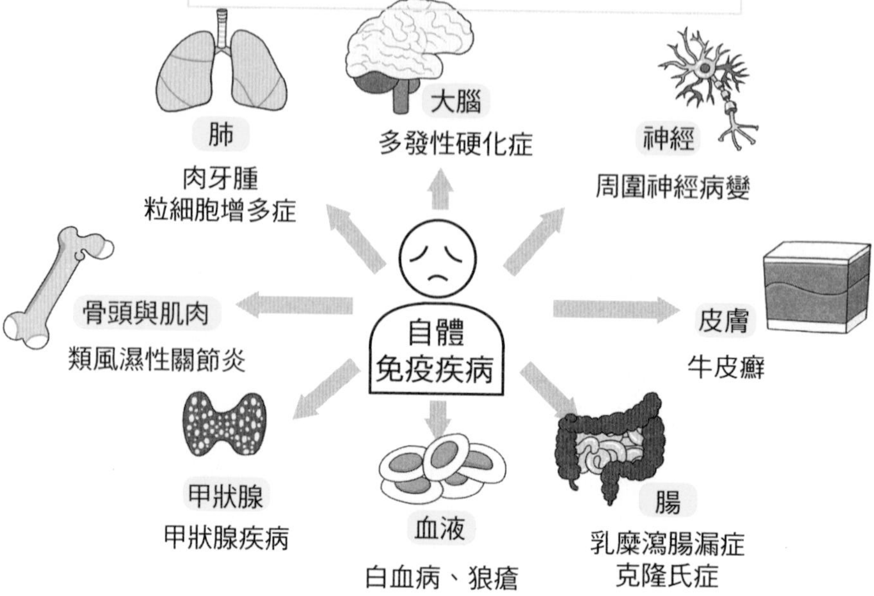

不過由於被攻擊的部位會產生各種發炎反應，自然就可能會影響其正常運作，甚至因此致病。

例如，當IgA、IgG抗體附著於血管壁時，就會使血管壁被攻擊，進而導致血管發炎、血管收縮而造成血壓升高。當抗體附著於甲狀腺，就會使甲狀腺受到攻擊而導致甲狀腺機能低下，進而使身體新陳代謝下降、熱量消耗降低，脂肪也就容易堆積而導致肥胖；而當抗體附著於胰臟，胰臟島細胞受到攻擊，會影響胰島素分泌，最後就將發展成糖尿病。

我們可以發現，人體各器官都有可能會受到自體免疫反應影響，進而開始發生不同的自體免疫疾病，如多發性硬化症、類風濕性關節炎、白血病、甲狀腺疾病等；不僅如此，高血壓、糖尿病、肥胖、自律神經失調等許多慢性疾病，其實也可能與自體免疫反應有關。

從腸漏到腦漏，全身到處都成免疫戰場

因此想要維持健康，就必須把生活中的慢性過敏原找出來，避免接觸引起慢性過敏。

我們生活中的過敏原，除了依反應速度區分為慢性過敏原和急性過敏原外，同時也可依人體攝入的路徑分成以下幾種：

1. 由飲食攝入：存在於飲食中，經由消化道進入體內。
2. 由呼吸道吸入：存在於空氣中，經由呼吸道進入體內，例如花粉、$PM_{2.5}$等。
3. 經皮膚黏膜接觸、吸收：透過皮膚接觸所引起，常見如：清潔劑、化妝品等。
4. 經由傷口或注射性：由藥物注射或蚊蟲叮咬所引起。

其中，最要注意的就是飲食攝入的過敏原，相較於吸入性過敏原和接觸性過敏源，引發慢性過敏的食入性過敏原，不僅暴露量較高，而且不容易被我們所發現。

如果長期攝入，身體的腸道持續受到攻擊、小腸原本正常吸收養分的絨毛過濾管道遭受破壞，就會導致「腸漏症」，讓原本不該進入血液循環系統的大分子和抗體，可以直接進入血液循環，跟著血液周遊全身，繼而引發自體免疫反應，造成身體器官或組織受免疫系統攻擊，而影響其功能的正常運作。

甲狀腺激素分泌得多新陳代謝快

舉例來說，對麩質（又稱麩質蛋白，存在於小麥、燕麥、黑麥等多種穀物中）過敏的人，在吃下麵粉類食物後，會產生GAD65的抗體，造成小腦、甲狀腺和胰臟受到攻擊。當小腦受到攻擊，就會影響身體和語言的協調性。若胰臟受到攻擊，則會讓胰島素分泌困難，造成血糖不耐症、糖尿病。

腸腦軸線影響之關聯性

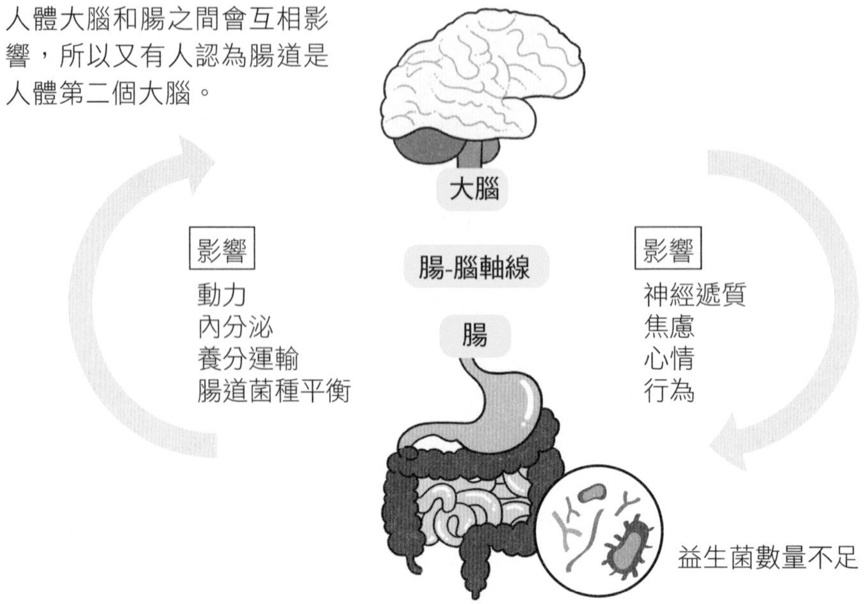

人體大腦和腸之間會互相影響，所以又有人認為腸道是人體第二個大腦。

如果是甲狀腺受到攻擊，身體的新陳代謝率會受影響，甚至可能造成甲狀腺機能亢進或甲狀腺機能低下等問題，進而引發心跳過快、體重下降、焦慮（機能亢進），或肥胖、體重不易下降、疲倦、嗜睡（機能低下）等症狀。

許多人對麩質會慢性過敏，但由於沒有明顯症狀，所以多數並不知情，麵包、餅乾、麵條、燕麥片等食物天天不忌口，日積月累的結果，導致焦慮、肥胖、容易疲倦的人越來越多，糖尿病和甲狀腺疾病的患者也節節高升。

慢性過敏阻礙大腦的正常運作

慢性過敏的隱憂還不只如此而已，因為當這些大分子和抗體隨著血液循環到達腦部，抗體還會破壞保護大腦的血腦障壁，使原本不該進入大腦血液循環系統的大分子進入大腦，阻礙大腦的正常運作，造成大腦的退化，甚至老人痴呆、巴金森症等腦部病變。

腸漏與腦漏原理

小腸壁健康時的狀態如左側，一旦小腸壁被破壞後如右側，抗體隨著血液循環的流動，破壞保護大腦的血腦障壁，不該進入血液循環系統的大分子也會隨之入侵影響大腦正常運作。

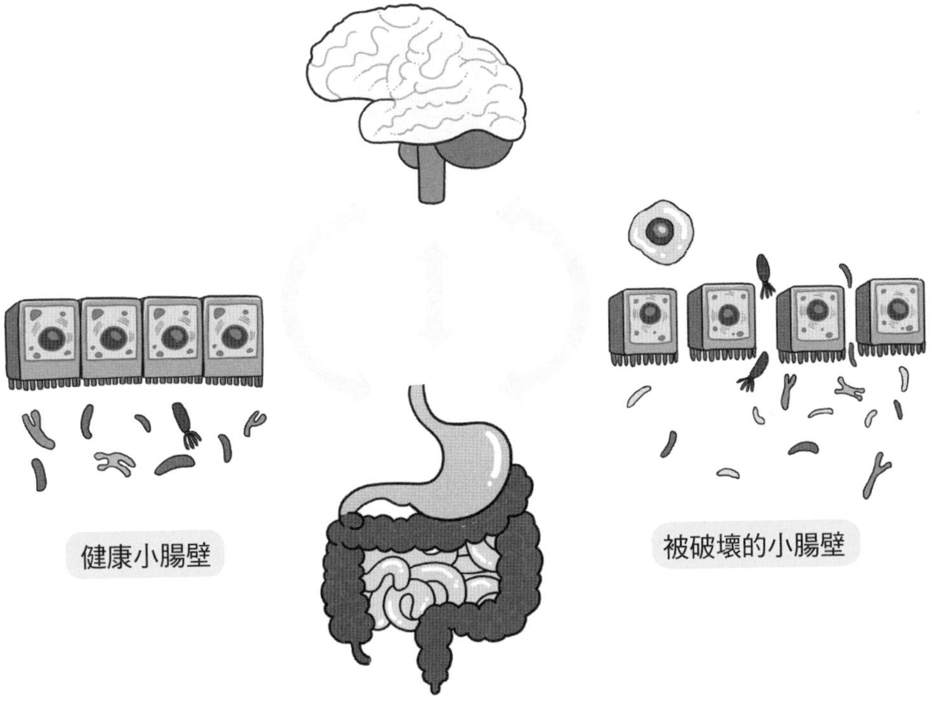

可能容易造成過敏的食物

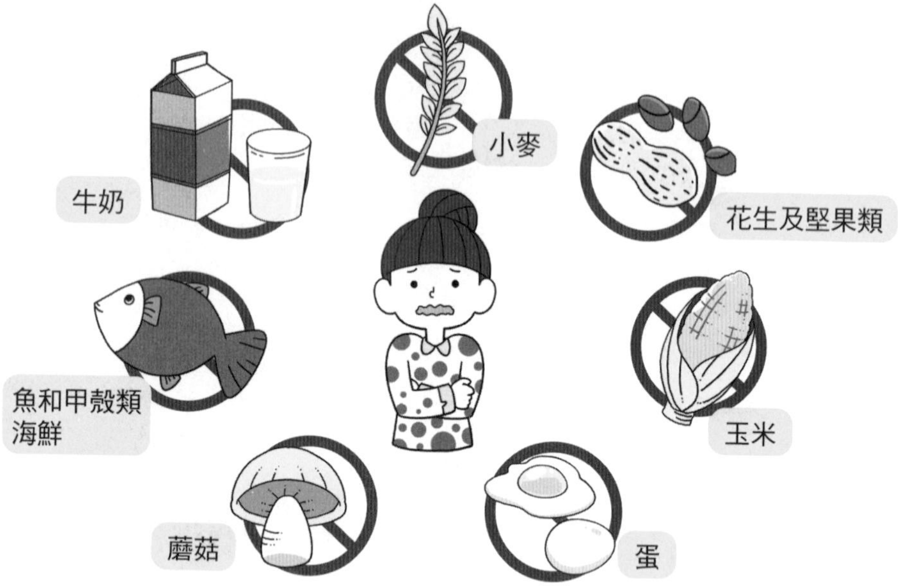
小麥
牛奶
花生及堅果類
魚和甲殼類
海鮮
玉米
蘑菇
蛋

值得注意的是，一旦大腦開始退化，大腦透過迷走神經控管消化系統的功能就會跟著下降，造成胃腸蠕動緩慢、胃酸分泌不足、消化系統酵素分泌不足、大腸益生菌數量不足，消化系統加速退化等等問題，於是又加重了腸漏症的症狀，而變得更嚴重的腸漏症又會繼續影響大腦、加速大腦的退化，繼而陷入腸漏、腦漏週而復始的惡性循環之中。

飲食之外、環境過敏原威脅也直驅體內

當然，除了飲食之外，經由其他暴露部位侵入人體的慢性過敏原也不可忽略，因為透過肺泡和皮膚微血管，它們一樣有機會可以進入血液循環系統。

特別是現代人的生活環境，和以前我們父母、甚至祖父母那輩的生活環境相比，差異和變遷實在太大；加上生活型態的改變，化學清

潔品、農藥和食品添加劑大量使用，帶來許多過去沒有的環境污染以及食安問題。

因此，危害我們健康的過敏原可說是幾乎無所不在，例如空氣中的灰塵、花粉、動物的毛屑、植物的苞子、新家俱中的甲醛，甚至是塵蟎、房子漏水或是壁癌引起的霉菌等，都是很常見且不易避免的過敏原。

尤其是近來常被大家談論的PM2.5，它是一種人體無法過濾的懸浮微粒，能直接突破呼吸道的防護機制，直接透過肺泡進入血液循環，不僅會影響呼吸器官的健康，也容易提高心血管疾病的風險，對健康有極大的傷害。

不只如此，科技日新月異，每年還有成千上萬種新的化學物質產生，再加上奈米化使得分子變得更細小，更容易侵入身體。

總而言之，現代生活的環境污染不但已經比上一個世代嚴重許多，過敏原的種類也因此多到令人無法想像，對過敏原的認知就不再只是「對花生過敏不吃花生就好了」。即使安全的食物、用品也可能因為生產過程、保存方式而帶有過敏原。因此，「如何辨識、確認帶有過敏原」，成為現代人降低過敏風險的重要課題。

常見的過敏原

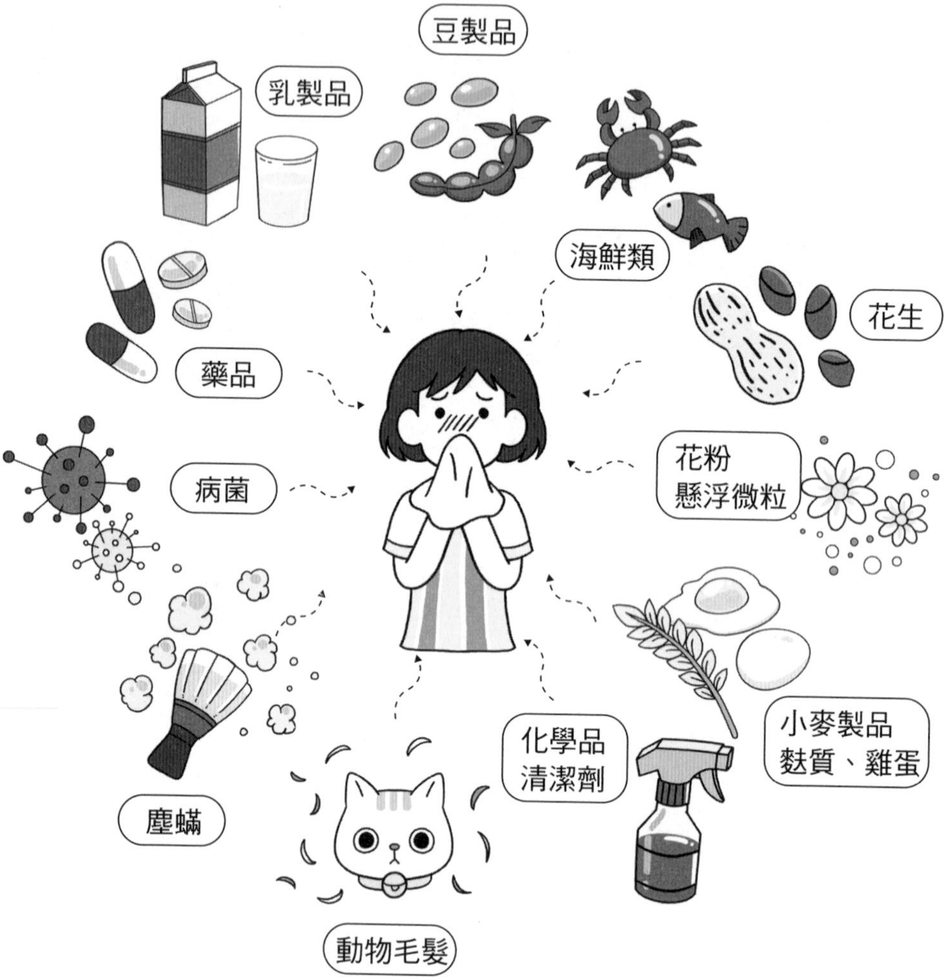
豆製品
乳製品
海鮮類
花生
藥品
病菌
花粉
懸浮微粒
小麥製品
麩質、雞蛋
化學品
清潔劑
塵蟎
動物毛髮

2-2 慢性過敏原隨時檢測DIY

免疫功能醫學的首要在於找出病因。在我們進一步了解人體大腦神經和細胞粒線體的運作，以及環境中光與頻率對人體所造成的影響之前，首先就是找出自己環境中的過敏原，將會誘發自己免疫系統反應的飲食與生活環境中所有的致敏因子，確實加以防範、避免。

「量子醫學肌肉測試」隨時隨地找出過敏原

可別小看這個動作對健康的影響。根據許多臨床經驗和研究顯示，許多慢性病患者都有慢性過敏問題，而慢性病患者只要能確實地防範、避免慢性過敏原，健康就可獲得大幅改善。

像是ADHD過動症患者，就有九成以上是麩質過敏體質，還有大家很關心的肥胖問題，其實是甲狀腺受到食物抗體攻擊後，新陳代謝率下降所致。這些人只要能夠確實找出過敏原並有效避免，甲狀腺就不會再受到抗體攻擊，等新陳代謝率恢復正常後，體重也就自然就能夠減輕了。

那麼，該怎麼做才能知道慢性過敏原呢？目前最常見的方法，有以下三種：

1. 血液測試

透過驗血，從血液中找出是否有過敏原抗體。目前醫院的過敏源檢測，主要是檢查會引發身體「急性過敏」的免疫球蛋白E抗體，若想檢測慢性過敏原，則必須另外逐項檢測。

因此，建議先運用後續兩種方式進行篩檢，有需要再以血液測試進行確認。

2. 產痰辨識

當吃進過敏物質時，人體口腔內的黏膜細胞能立即分泌黏膜免疫抗體——分泌型IgA（Secretory IgA，簡稱SIgA）試圖做出第一道防衛措施，所以如果吃下某樣食物後開始產痰，就表示所吃下的這樣東西對你而言可能含有過敏原。

3. 量子醫學肌肉測試

利用具有相同性質的物質會彼此共振的這個原理。我們可以將想要測試的物品靠近受測者，比較受測者肌力強度和反應的前後變化。

當受測者力量變弱，代表身體對測試物產生共振，這表示受測者體內有測試物的過敏抗體，那麼這項物品對自己來說就是過敏原。常被運用於能量醫學、自然醫學之中，方法有O型環自我測試、手臂肌肉測試等。

在上述三種方式中，量子醫學肌肉測試因能快速獲得結果、並且簡單易學，隨時隨地都可測試，可說是CP值最高的測試方法。

量子醫學肌肉測試 STEP BY STEP

對於生活中充斥各種添加物、加工品，甚至是化學藥劑的現代人而言，除了食安問題應接不暇外，光是要如何選擇適合自己的食物就是

【李博士小講堂】

量子醫學肌肉測試不同於物理治療肌肉測試

肌肉測試最主要有兩大類別，除了「量子醫學的肌肉測試」之外，還有一種「物理治療的肌肉測試」。兩種測試方式非常相似，但兩者無論是測試本質還是目的南轅北轍：

物理治療的肌肉測試

主要目的在於了解受測者本身肌肉的狀態。

物理治療師在測試過程中，會依受測者肌肉的力量耐受程度持續增加阻力，同時鼓勵受測試時盡可能使力，並給予充裕時間做反應，再依照其所表現的肌肉能力做〇～五分的評比。

這分數代表著受測者對於物理治療師所給予的阻力能夠抵抗的等級，最高分五分，代表肌肉健康有力收縮順暢、最低〇分，代表肌肉完全無法收縮。

透過分數的評比標準來表達測試的客觀性，也藉由分數變化和評比做為判斷受測者身體狀況依據，或給予建議事項的相關參考。

量子醫學的肌肉測試

量子醫學則是常用來測試當事人肌肉對阻力的反應能力。受測者在接受到測試者下達的指令後，會整合自己同側小腦與對側大腦的訊號，再將這個指令傳送至同側肌肉群。

由於人體的反應非常快速，從耳朵聽到或是經由身體觸碰接收到指令後，所有反應皆能在一瞬間內快速完成，所以測試者最重要的工作，就是觀察和感覺在整個互動過程中，受測者肌肉反應的速度和反應動態品質是否良好，其測試的主要目的是，評估受測者在接觸特定物質或場域時，大腦神經系統效率與反應變化。

值得注意的是，進行量子醫學肌肉測試時，除了以肌肉力氣的變化做為基本評比，觀察受測者的各種細微變化也很重要。

因此測試者是否具有足夠的判斷經驗、觀察的敏銳度和專業素養，以及能否客觀的認知等各方面的考量和綜合判斷，就成為測試結果準確與否的重要因素。為此，測試者需要反覆練習、用心觀察，以找到訣竅，就可以逐漸的提升準確度。

肌肉測試神經傳導路線示意圖

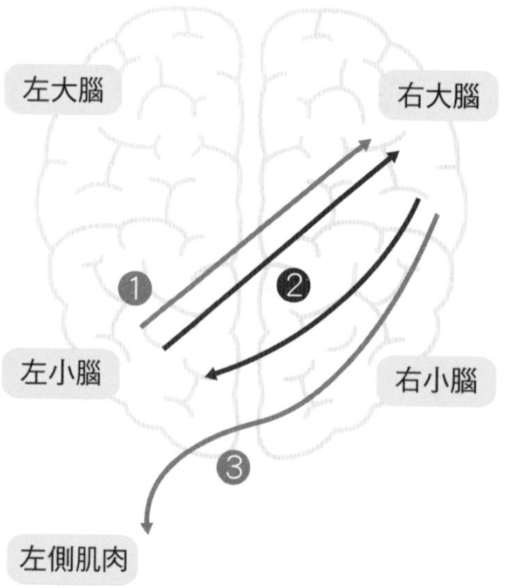

迴路 1：訊號由左小腦啟動到達右大腦前額葉（feed foreword）。

迴路 2：複製、預演迴路（efferent copy），訊號由右大腦前額葉經由腦幹到左小腦再回到右大腦進行訊號比對。

迴路 3：訊號由右大腦前額葉發出，經由腦幹軀動左手臂肌肉收縮。

生活小知識

什麼是共振？

所謂共振，簡單來說就是兩個振動頻率相同的物體或頻率，當一個發生振動時，會引起另一個跟著振動的物理現象。

例如，兩個一樣的音叉，當一個音叉振動時，另一個音叉也會同時振動。量子醫學肌肉測試便是運用頻率相同使特定細胞產生共振的原理：當我們對某些事物共振的時候，身體就會因而產生相對的反應，因此可依據受測者力道強弱，來判斷受測者和測試物是否有共振。

運用共振的例子還有很多，像是收音機，當我們將收音機調到特定的頻道時，就能與廣播電台所發出的訊號產生共振，進而將訊號轉換成聲音播放出來。另外，電視上曾見到女高音可以用她的聲音將裝水的玻璃杯振碎，也是運用共振現象。

共振現象示意圖

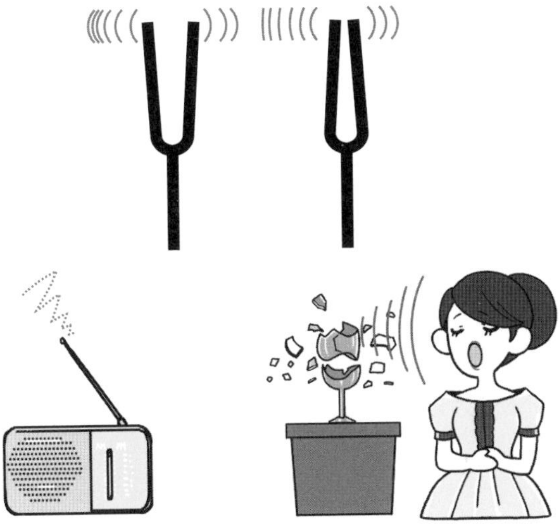

一門重要的學問。例如，有人很喜歡吃各種烘焙或精緻麵粉加工品，卻不知道原來這有可能就是造成自己皮膚搔癢反覆發作的真正因素。

因此，在了解量子醫學肌肉測試的基本理論後，怎樣運用來找出自己的過敏原？以下介紹兩種方式，大家快一起來試試看！

進行測試前的幾個注意事項

1.態度必須保持慎重、平常心，不可帶著嬉鬧玩笑的心理。

2.保持開放接納的態度，信任測試者，不要有預期而刻意使力或放鬆。

3.測試者在過程中，需衡量受測者可施力的程度而給予適當的力度。

4.測試的目的並非與受測者比拚力量，而是感受互動過程中肌肉力量變化。

5.保持沈靜的狀態，去感受互動中細微的肌力變化。

6.選擇安靜的環境，避免外界干擾。

7.測試前去除身體上的金屬配件，例如，手錶、項鍊、首飾。

方法一：手臂肌肉測試

步驟一，標準測試：

①受測者向前平舉一隻手臂保持水平。

②測試者站在受測者前方，一手保持接觸受測者前臂（如圖❶）

③測試者發出用力指令，並給予受測者些微時間反應後，開始施力按壓，過程中感受當受測者抵擋按壓時的肌力反應品質（如圖❷、❸）。

步驟二、過敏物質測試：

④受測者另一隻手持想要測試的物品置於胸口，一隻手臂往前伸直保持水平。

⑤與標準測試同，測試者與受測者重複②、③，重點在於兩人要維持與標準測試相同的

手臂肌肉測試

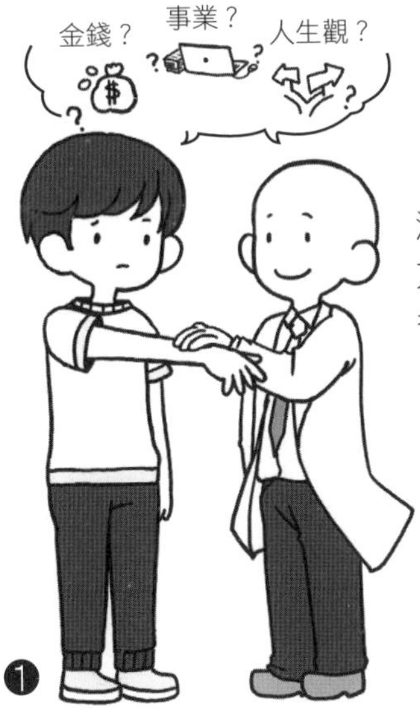

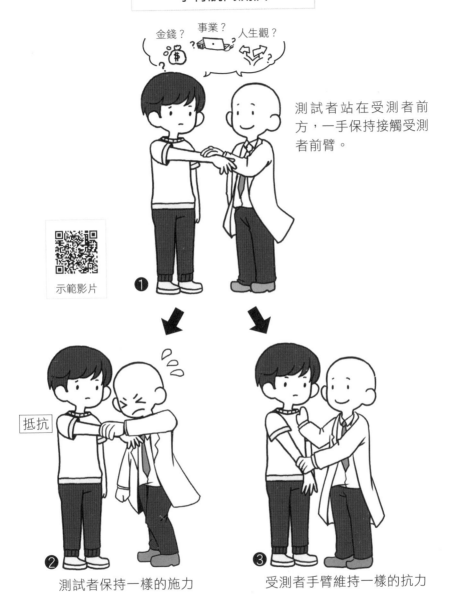

測試者站在受測者前方，一手保持接觸受測者前臂。

示範影片

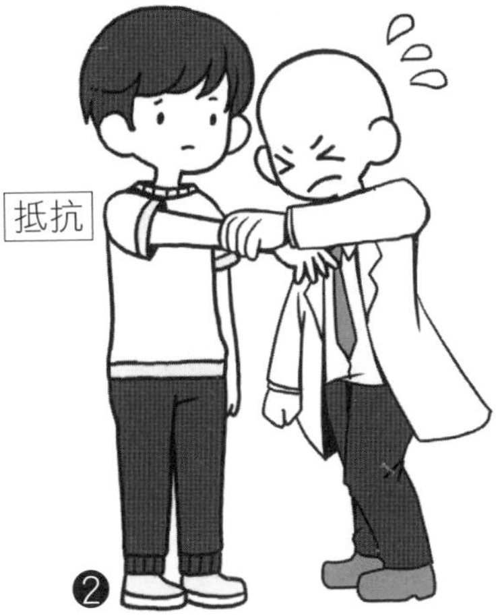

測試者保持一樣的施力

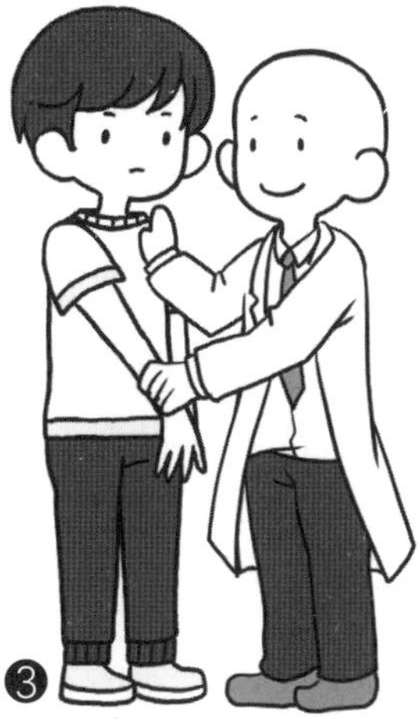

受測者手臂維持一樣的抗力

測試者施力按壓受測者手臂（如圖❷），如受測者肌力反應變弱（如圖❸），即顯示該物品與受測者產生共振。

施力。如受測者肌肉肌力反應變弱則顯示該項物品與受測者產生共振，極可能含有受測者的過敏物質。

可選用不同的食材、物品做測試，由肌肉力量變化看該項物品對自己健康來說是加分或減分，甚至同種類的東西也可以做比較，例如說可以比較看看，慣行農法的農產品和友善環境種植、自然堆肥、不灑農藥的農產品，這兩者之間，對身體而言感受有何差異。

方法二：O型環自我測試

①先拿一樣已經確認會過敏的食品，握在手中。

②兩手的大拇指和食指成環形相扣，相互拉扯，感受力量強弱程度，直到當雙手大拇指和食指力量強度已無法再支撐拉力，兩手相扣的環形被拉開為止。

③再拿一樣已經確認不會引起過敏的食物，重複②的測試，感受兩手相扣的環形互拉時，當雙手大拇指和食指可支撐的力量強度。

④重複練習上述步驟，感受力量強度差異，並且藉由肌肉記憶做為辨別有力和無力、是否過敏的評估標準。

⑤測試未知是否會引起過敏的物品，感受肌肉力量與②、③之間的異同。

以上兩種能量醫學常用的簡易肌肉測試，可提供受測者一種立即、便利又省錢的方法，達到直接與身體對話的目的，不僅能幫我們找出會造成身體過敏的食物種類和環境干擾源，請大家一定要多試試！

O 型環自我測試

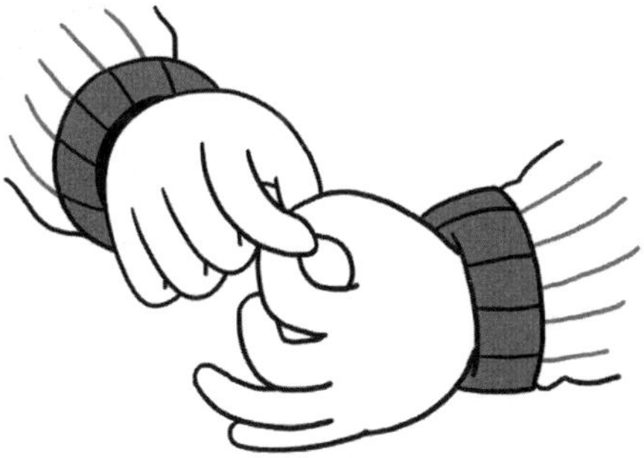

示範影片

❶ 兩指圈成環狀

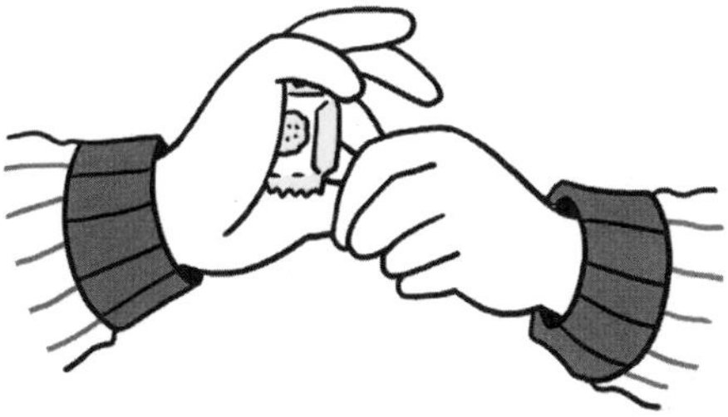

❷手拿有益物質>>手指有力、拉不開

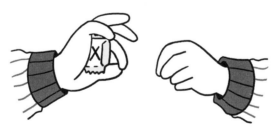

❸ 手拿無益物質>>手指無力、拉開

2-3 適度補充營養素，有助免疫系統恢復平衡狀態

想要解決慢性過敏和環境變異引發的健康問題，除了要避免慢性過敏原的暴露，同時還可以透過營養補充，幫助失衡的免疫系統恢復平衡狀態。

可以用補充營養素活化失衡的免疫細胞

幫助免疫系統恢復平衡的營養補充方式，主要依據個人狀況，針對需活化的 TH1、TH2 和 TH3 來適度補充營養。例如在感冒初期，TH1 反應活動旺盛，補充咖啡因類的 TH2 營養素，對病情有緩和效果，但是到了感冒的中後期，TH2 的反應開始變得旺盛，此時若服

感冒免疫反應示意圖

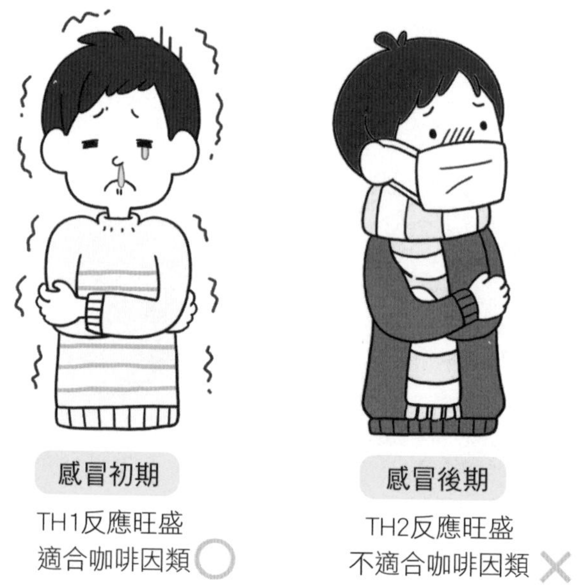

用咖啡因類的TH2營養素，反而會加重病情。

還有例如癌症患者，因為身體狀況大多是處在TH2反應過於旺盛的狀態，可以考慮選擇TH1屬性的營養素，例如人蔘來幫助抗發炎，並且避免TH2屬性的營養素，例如咖啡因。不過，如果是癌症病人，身體已經處於虛弱狀態，就要避免使用過多的營養品，以免造成細胞超出代謝負荷量，反而加速細胞老化死亡。

此外，只要有免疫系統失衡的情況，無論反應旺盛的是TH1還是TH2，都可以適量補充益生菌、維生素D等TH3屬性的營養品，來幫助調節、促進平衡。

因為免疫系統失衡的狀態不同，所誘發的病症也不一樣，到底該攝取哪一類成份來幫助活化免疫？本節圖表根據免疫系統的狀態，列舉出可能病症以及需要活化TH1、TH2和TH3時可補充的營養品給大家做為參考，只要根據自身狀況對症補充，讓失衡的免疫系統盡快恢復正常。

TH1 過於強勢可能症狀及適合營養品

TH1過於強勢 免疫失衡

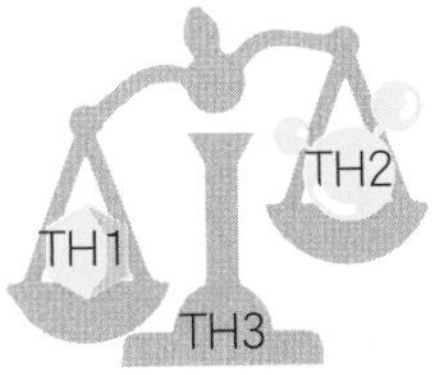

TH1過於強勢可能症狀	活化Th2 營養品
第一型糖尿病	咖啡因
多發性硬化症	綠茶萃取物
橋本氏甲狀腺炎	松樹皮萃取物
瀰漫性毒性甲狀腺腫	白柳樹皮萃取物
腸躁症	茄紅素
牛皮癬	白藜蘆醇
薛格連氏症候群	薑黃
麵粉過敏症候群	大豆異黃酮
扁平苔蘚	槲皮素又稱洋蔥素
類風濕性關節炎	蘿芷（法國松樹皮粹取物）
長期慢性病毒感染	

TH2 過於強勢可能症狀及適合營養品

TH2過於強勢 免疫失衡

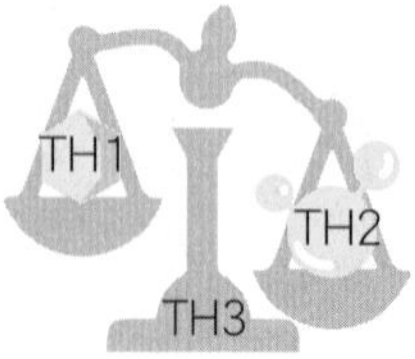

TH2過於強勢可能症狀	活化Th1營養品
狼瘡	黃芪
過敏性皮炎	紫錐花
硬皮病	藥用真菌類
異位性濕疹	甘草
鼻竇炎	檸檬香蜂草
發炎性腸道疾病	人參
氣喘	綠球藻
過敏	葡萄籽萃取物
癌症	
潰瘍性腸炎	
對化學合成物敏感	

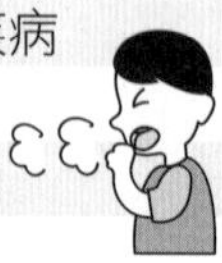

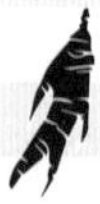

TH1 與 TH2 互相平衡狀態及活化 TH3 適合營養品

TH1 TH2 TH3 平衡狀態

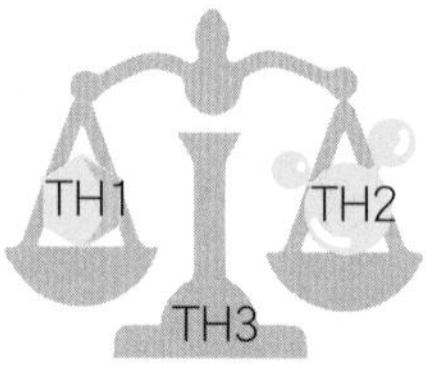

活化Th3、促進免疫調節平衡營養品
益生菌
初乳
維生素D
魚油
草飼動物肉
雞蛋中的EPA和DHA
靈芝多醣體類營養品

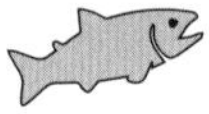

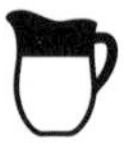

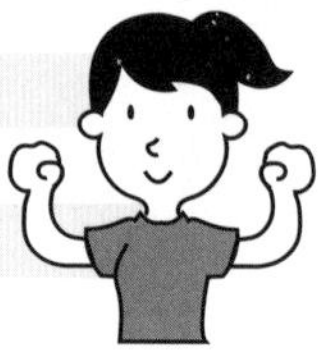

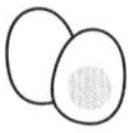

參考來源：https://hypothyroidmom.com/autoimmune-patients-have-you-heard-of-th1-and-th2-dominance/

營養補充過猶不及，最好從飲食著手，掌握2不原則

值得注意的是，每個人對營養補充品的需求都不一樣，而且不同年齡、不同情況的營養需求也有差異，活化免疫的營養補充需因人、因時制宜，無論透過保健食品或藥草，都必須掌握「不過度依賴」與「不過度攝取」兩大原則。

其實，日常飲食如果能依據自已的需求、營養調配得宜，通常就已經足夠，營養補充品只要依據特殊需求適量補充即可，如果過度補充，吃進太多對身體而言並不需要的，不僅可能達不到預期功效，恐怕還會越補越大洞，造成身體額外負擔和代謝不良，進而加速生理機能失衡、影響健康。

建議大家可以運用本書第七章的飲食攻略，建立個人化的飲食方針，同時再參考當中的保健方法，調整自己的生活習慣。

生活小知識

有機無毒就不會過敏嗎？

近年吹起健康養生風，有機飲食、無毒飲食大行其道。但，從免疫醫學的角度來說，有機飲食、無毒飲食未必就一定健康沒問題，而是得根據身體的反應判定。

研究指出，對番茄過敏的人，即使是選擇食用有機無毒的栽種，一樣會產生過敏反應。也就是說，假如身體對某項食物會產生過敏反應，就代表你的身體其實無法接受這樣食物，才會因而產生抗體，即使它的來源是有機無毒也一樣。

因此，在選擇食物種類時，是否有機無毒反而不是我們要考量的重點，而是應該先釐清自己的身體到底會對哪些食物過敏，才能做出最安全的飲食選擇。

Chapter 3

讓大腦正常運作：從吃的到用的，傷腦因子無處不在

大腦退化不只影響記憶、思考與情緒，還會引發過動、高血壓、心臟病等許多文明病！

在免疫功能醫學中，想要真正改善健康，就必須先了解大腦的運作方式，才能及早發現大腦退化或病變的原因，將外在因素進一步預防，甚至能透過簡單的自我檢測，找出退化的大腦神經區域，再針對退化部位即時給予預防性的復健活化，使身體恢復原有的健康。

3-1

環境干擾、營養不足，促使大腦提早加速退化

提到大腦功能，大家最直接想到的不外乎智力、記憶、思考、情緒，殊不知身體的感知、器官的運作等所有人體功能，其實都是由大腦所管控。以視力為例，我們常說「眼見為憑」，但日常生活中所見到的事物卻常常未必真實，尤其當大腦退化的越嚴重，這種現象就會越明顯。例如在車禍現場，事故雙方的開場白通常都是同一句話：「我根本就沒有看到他啊！不知道他是從哪裡竄出來的。」

事故雙方可能並不是真的完全沒看到對方，只是基於大腦對訊號的選擇性，會忽略一些它覺得不那麼重要的事物，讓視覺的訊號沒有即時傳送到大腦，或是大腦並沒有感知到訊號，當事者才會覺得自己沒看到，這其實並不是他們的眼睛有問題，而是大腦的運作失靈了。

大腦是人體的指揮中心

更具體得說，我們對外界事物環境產生認知，就像是一場小型的情報蒐集。大腦要瞭解所處外在環境的狀況，就必須透過身體所有感覺接受器官（如眼睛、鼻子、肌肉），蒐集所處環境的訊號後，透過神經路徑，把這些訊號傳遞到大腦，最後再由大腦進行篩選，將它覺得重要的訊息做合理化解讀，並且做出相應的指揮。

然而，由於日常生活中的訊號量太過龐大，再加上腦細胞本身非常耗能，若要把所有的訊號一一解讀，大腦就得消耗大量的能量，這對人體來說並不是一個有效率的運行方式，所以大腦在面對到大量的訊息時，會自行判斷訊號的輕重緩急，優先處理它覺得緊急的訊號，忽略掉不重要的訊號。

舉例來說，當你十分專心聽講，可能只會注意到台上演講者的演說內容，而沒注意走廊或街道所傳來的噪音，因為這些聲音被大腦忽略了，但如果此時消防警報的警鈴突然大響，你的注意力就會從演講內容轉換到警鈴上，因為大腦判斷攸關生命安全的警鈴聲是「更重要」的訊息。

相信很多人都曾有過這樣的經驗：當你沉迷在追劇或打電動等活動中，如果旁邊有人跟你說話，你可能壓根沒反應，再不然就是嗯嗯啊啊的機械式回應，其實根本沒有明確意識到對話內容。

這種狀況就像是一時訊號失真，是因自己心不在焉所導致的，只要回到日常狀態，和外界的溝通互動就會恢復正常。

然而要注意的是，人體大腦在逐步退化的過程裡，也會發生類似的現象，這種長期性的訊號失真，就好比電視設備或傳輸線老舊後，導致接收訊號不良而收不到清晰的畫面和聲音，甚至無法順暢收看。

換句話說，如果大腦經常接收到失真的訊號，就可能是身體正在提醒你要留意大腦退化問題。

身體的器官、細胞就像是一支紀律嚴明的軍隊，而大腦就好比是我們人體的總指揮，負責控制全身所有運作機能，若是總指揮的判斷出了問題，身體這個軍隊的運行就會開始失常，甚至造成地方部隊叛變、自己攻打自己細胞的現象，使器官無法正常運作，並開始各種疾病。

而且，我們全身的器官、骨肉、血管……都會因隨著年齡增長老化而逐漸退化，大腦自然也不例外。但對於現代人來說，生活上日積月累的影響，例如飲食、生活習慣、日常作息、身心壓力、慢性疲勞等原因，都將使大腦無法有效率的休息及深層修復，進而提早加速大腦退化。

從食物到科技產品都有傷腦因子

過去科學家們一直認為，大腦細胞的健康主要是靠遺傳決定，然而近幾年完整人類基因圖譜完成後，許多科學家卻發現，某些基因缺陷雖然會導致人體代謝異常，進而延伸出相關疾病，但大多數的大腦神經細胞疾病，卻是受外在環境因素誘發，才使大腦神經細胞產生基因變異。

近期更有研究顯示，基因本身會因為環境、心情的變化而受到改變。由此可見，大部份的疾病，都是受到環境因素影響所引起。

由於環境因素所指的涵蓋範圍非常廣泛，不論是陽光、空氣、水，還是家具、裝潢、飲食，甚至於人際互動的情況和感受，都會對我們有所影響，但許多人往往會因為習慣或忙碌而沒注意。因此在檢視生活中可能會傷害大腦的環境因子時，請至少注意下列項目：

1. 情緒、心理因素：

所有的情緒反應都會影響腦部能否分泌足夠的血清素、多巴胺等激素，而這些激素又調控著人體的生理機能。

例如當你長期處於高度壓力或情緒失衡的狀態下，很有可能會分泌過多的壓力荷爾蒙，而造成身心的疲累和病症。

2. **食物引起的自體免疫反應：**

食物會誘發身體的自體免疫反應，這些抗體如果透過血液循環到達腦部，將會造成大腦的神經細胞受到攻擊而退化、死亡。

不僅如此，這些細胞在死亡後還會釋放發炎物質，所產生的蛋白質將可能堆積在腦部各個區域，影響其周邊的神經細胞，進而影響大腦功能與身體狀況。

舉例來說，當這些蛋白質堆積在記憶區，就會影響記憶力，使人變得健忘甚至失憶，而若是堆積在大腦前額葉負責邏輯推理判斷的區塊，則會導致行為不當、失常、老番顛等現象。

由於這些症狀將會隨著受損的區域擴大而日益嚴重，絕對不能等閒視之，但特定血液過敏原的檢測又十分費時費力，因此建議大家一定要學會第一章的肌肉測試，隨時為自己的健康把關。

3. **電磁波：**

手機、微波爐、無線基地台、各類家電與3C產品帶給我們生活很多便利，早已經是現代人生活中不可或缺的一環；但根據研究顯示，人造電磁波會讓人體的細胞打開鈣離子通道，當大量鈣離子進入細胞後，就會造成細胞膜電位下降、產生大量自由基，導致細胞退化。

以手機的使用為例，當手機靠近頭部時，就會引起大腦神經細胞的退化，長期下來，就會造成大腦病變。

4. **藍光：**

手機、平板電腦螢幕、LED燈夜間照明所放射出的藍光，會傷害人體視網膜中的黑色素，干擾擾生理時鐘的正常運作，影響我們大腦的深層修護及人體調控機制。如果大腦的指揮不再精準時，身體各器官的步調也就不再統一，進而造成身體內分泌新陳代謝、免疫機能及生理機制等機能的失衡。

目前已經有很多的研究顯示，３Ｃ產品對兒童和青少年有很大的負面影響。一份二〇一六年的研究報告指出，手機對青少年會產生類似藥物成癮的症狀，以及一些情緒上的障礙例如攻擊性、神經質、焦慮、失眠、沮喪、行為偏差等等現象（註）。

過度依賴科技的潛藏風險，以及我們可能要付出的代價，確實是不可忽略的。因此在第四章「光的科學」中，有關藍光對身體的影響以及生理時鐘的重要性，將有更詳細的說明。

5. 環境污染源：

諸如空氣污染、水污染以及其它不勝枚舉的環境毒素；其中以近年備受全球關注的$PM_{2.5}$空氣污染物，不僅會造成肺部的傷害，還會吸收陽光中的ＵＶＢ，導致人體ＵＶＢ的吸收不足，長期將導致分泌維生素Ｄ的能力下降，進而影響骨質並造成免疫系統失調，甚至可能引發癌症。

此外，水在我們的細胞和健康中扮演著非常重要的角色，不僅養份與氧氣的運輸、人體新陳代謝都需要仰賴水，大腦中更有七十三％左右是水份，所以接觸或食用到受污染的水，對健康的傷害自然可想而知。

6. 食物污染：

農業走向工業化生產後，農藥、殺蟲劑、除草劑廣泛被使用；而為了追求口感和美味，食物添加了各類調味料、食品添加劑

註　資料來源：Gutierrez, 等人，《Front Psychiatry》2016.10.4

人造電磁波對細胞的傷害

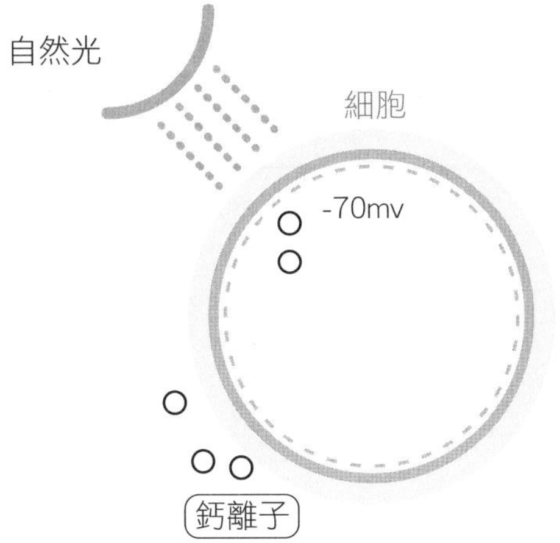

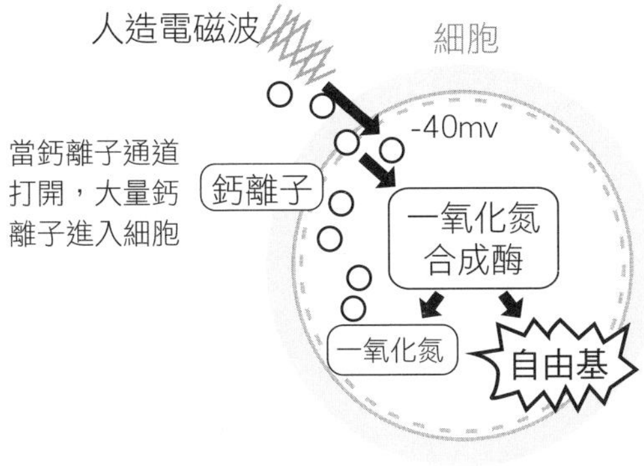

電磁波能打開細胞的鈣離子通道，造成鈣離子大量湧入細胞，導致細胞膜電位下降、產生大量的自由基、加速細胞老化。

與食品改良劑，使得我們的飲食可能充滿各種非自然的化學物質，並可能有著重金屬、塑化劑，甚至可能攝取到一些環境荷爾蒙而不自知。

這些都會增加肝腎負擔，在我們體內會產生毒性反應；像是會傷腦的「鋁」，就藏身在大家熟悉的罐裝啤酒、罐裝果汁等罐頭製品，以及鋁箔紙、鋁鍋等日用品中，讓我們在不知不覺中把鋁食入、吸入或是皮膚接觸後進入血管中；當肝臟、腎臟無法有效進行排毒代謝時，這些毒物便會順著血液循環屯積在各個器官，當然也會進入大腦，破壞大腦神經細胞。

腦部血液循環好，三高遠離你

除了前面說的種種外來干擾，還有可能是內憂，也就是體內供給管路運送出問題，而導致大腦養分供應不足。

人體的養分運送機制，是透過血液循環將血液中的氧氣和養分送到全身各細胞，但大腦不僅和手腳一樣位於血液循環的末端部位，而且還是人體中的高耗能細胞，需要大量氧氣和養分的供給才能維持正常運作。假如末稍循環不佳，就無法提供大腦神經細胞正常運作時需要的養分，不僅使細胞無法進行該有的補充及修復，正常的新陳代謝也會大受影響，體內囤積的廢物和毒素也就無法好好代謝。

值得注意的是，這種情況的發生比例非常高！許多人的手腳常常都是冰冰冷冷的，甚至是在炎熱的盛夏時節，也時常手指冰涼、腳底發冷，這正是末稍循環不佳、所以血液循環沒有辦法順利到達肢體末端所導致，而人體的頭部也是屬於肢體末端，換句話說，當你手腳冰冷的同時，也就意味著你的腦部血液供應不足。很多的慢性病（如高血壓、高血脂、糖尿病等）其實都會伴隨有末稍循環不良的問題，這也代表大腦老化速度正在加劇、體內器官加速老化中。

大腦就像是顆功效強大的引擎，可以很有效率的將所獲得的養份轉換成它所需要的動能。但是如果大腦這顆引擎被提供了劣質的汽油，或是因為管路阻塞，導致能量的運輸無法正常提供它所需要的汽油時，大腦的運作效能就會下降，壽命也會大幅減少。

而最優質的燃料就是氧氣和葡萄糖，現代人一些不當的飲食或生活習慣，會使得氧氣和葡萄糖的供應不足，進而影響到大腦的健康，其常見的情況分別有：

1. 貧血、駝背、焦慮，導致氧氣供應不足

①**貧血：**由於紅血球中的血紅素不足，導致能攜帶的氧氣含量有限，無法提供細胞足夠的氧氣；然而對高耗能的腦細胞來說，又需要更大量的氧氣才能維持活力，所以一旦氧氣供應不足，大腦自然首當其衝。

一般造成貧血的原因有：因缺乏維生素 B_{12} 或是葉酸所引起的巨球型貧血，例如胃部問題所造成的影響、長期素食、肉類攝取不足、懷孕、酗酒等。另外還有一種貧血稱之為缺鐵性貧血，普遍的成因像是腸胃內出血、女性經期問題、腸躁症、素食主義者、長期飲食缺鐵、咖啡因攝取過度等都是造成這類型貧血的成因。

②**長期姿勢不良、駝背：**容易造成胸腔擴張不足、呼吸過淺，而導致氧氣吸入不足。

③**長期處於焦慮緊張狀態：**焦慮緊張時，呼吸會變得較急促，因此會使血液中二氧化碳濃度上升、氧氣濃度下降，讓細胞無法獲得足夠的氧氣。

2.低血糖、糖尿病，導致葡萄糖供應不足

①**低血糖症候群**：低血糖族群在臨床上時常會伴隨著低血壓，導致頭暈的現象。

如果你對咖啡因產生了高度的依賴性，常常在上班前總是需要來一杯咖啡提提神，幫助刺激身體腎上腺分泌來增加血液濃度，沒喝的話就好像還沒睡醒、無法集中精神，工作沒有幹勁。或是在用餐前都會感到好像特別虛弱及疲累，甚至還可能會餓得胃疼、冒冷汗，甚至於會心悸、手抖。有些人則是三不五時就想要吃些零食，尤其是高熱量甜點。如果時常會有上述症狀的話，那你很有可能是低血糖症候群的一員。

對於低血糖症候群，我建議在飲食方面要注意維持血糖正常穩定的供給輸出，儘量選擇攝取高蛋白質食物或肉類為佳，減少或避免高糖份和澱粉類的精製食品，並且縮短每餐的間隔時間，例如在早餐和午餐間增加點心或輕食，午餐後二至三小時多吃一餐下午茶。同時也可以參考本書第七章中所提供的飲食攻略做為個人飲食調整參考。

②**血糖不耐症或是糖尿病患者**：人體細胞無法直接利用食物，一般進入體內的食物，都要先轉變成葡萄糖才能讓身體運用，並且葡萄糖必須跟胰島素結合，始能進入細胞，轉換成細胞代謝所需的能量。

假如血液中的葡萄糖與胰島素結合後要進入細胞時，胰島素會發生細胞阻抗的情形，導致血液中的葡萄糖大量堆積在血管中，無法進入細胞；而當葡萄糖無法送入大腦細胞時，大腦就會因為缺乏燃料導致情緒失控、易怒的現象。

血糖吸收異常下，身體將分泌更多的胰島素，好設法使葡萄糖進入細胞，然而血管中

的胰島素一旦過多，便會造成血管發炎並且加速細胞老化，而無法進入細胞的葡萄糖，又會分別堆積在肝臟和血管中，導致脂肪肝和血管發炎，長期下來就會產生各種代謝疾病和器官病變。

我的大腦失靈了嗎？
DIY自我檢測大腦狀態

早期治療大腦退化的關鍵就在於，當找到病因後，除了要排除外在因素以避免繼續惡化，另一個重點就是透過檢測找出退化的大腦神經區域。只要能在病變早期先發現神經功能相關障礙，並針對退化部位即時給予早期介入，就能做出預防性的復健活化，而不是束手無策的等到疾病晚期，才不得不依靠藥物或是開刀。

一般人並不知道自己大腦、小腦及神經系統的狀態如何，在此我提供八個簡易的自我觀察或檢測方式，在家裡就可以自己試試看：

1. 觀察原始反射現象：判斷大腦發展狀況

我們在嬰兒時期由於大腦神經聯結的關係，有一些與生俱來的原始反射，在隨著大腦的發展與發育的過程中，這些反射在一歲以前通常就會被壓制、消失。

因此，我們可以觀察兒童或是成人，是否還有殘存下列的原始反射現象，來判斷大腦發展是否有受到阻礙。常見的原始反射有下列幾項：

①**吸吮反射**：用手指輕輕劃過受測者的臉頰，觀察受測者嘴巴是否有動作。

②**足底反射**：一歲以內的嬰兒，當腳底被搔癢，會極度的敏感，腳趾會向外張開，甚至有抬腳的動作。觀察兒童或成人如果習慣墊腳尖走路，其實也是足底反射沒有完全消失的一種現象。

③**驚嚇反射**：如果在半仰躺時，突如其來的瞬

胰島素血糖阻抗造成血糖飆高

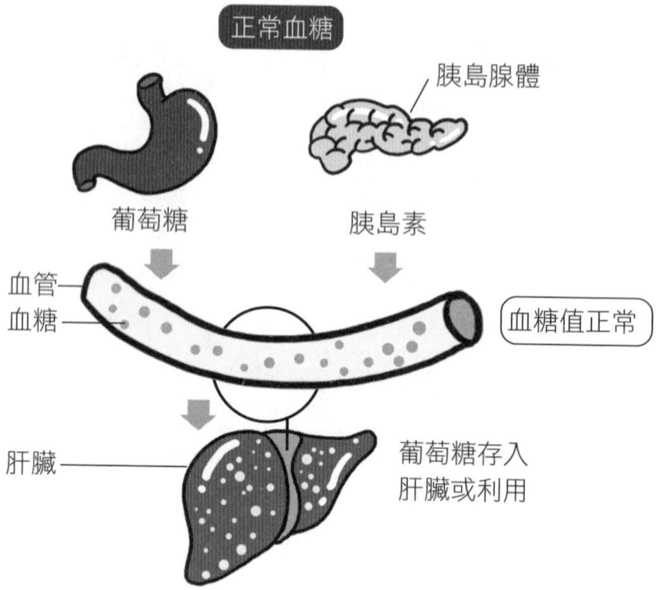

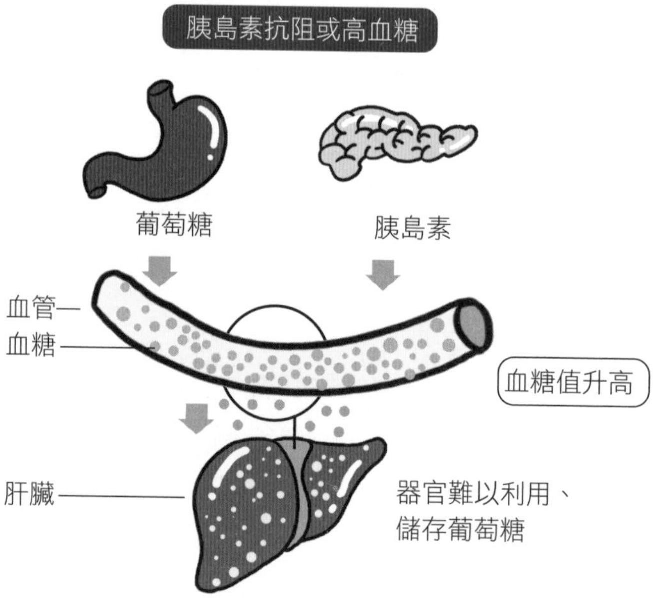

間失去平衡，嬰兒的話會有雙臂外伸、手掌攤開但背部拱起的反射動作，此即「莫洛反射」（又名驚嚇反射）；一般在初生到五、六個月的嬰兒身上都可以看到驚嚇反射，尤其是在初生後數週內這種反應最強，而後反射強度會逐漸減弱。正常兒童或成人受測者在失去平衡時，應該都會立即採取將手往後支撐的動作，不應該有雙手張開的動作。

④**不對稱的強直性頸部反射：**又被稱為「拉弓反射」。這種反射會在出生時出現，五到七個月左右就消失。當孩子的頭轉向一側時，同側手臂會伸直，另一側的手臂會彎曲（有時這種動作會非常細微）。例如，當頭向右側時，會產生右手臂打直，左手彎曲，好似拉弓射箭的姿勢，反之亦然。當超過一歲的兒童或是成人，如果這項反射沒有完全消失的話，轉頭時會因為手臂打直而阻礙翻身的動作發展，或是會有走路同手同腳的現象。

⑤**對稱的強直性頸部反射：**這通常會出現和發展於六至九個月左右，並在約十二個月時消失。當孩子的頭部向前彎曲時，上肢收縮、而下肢則會伸展。相反的，如果孩子的頭向後伸展，上肢會伸展、下肢收縮。如果在三歲以上兒童或是成年人身上這個反射沒有完全消失，那麼將阻礙後續爬行動作的發展。

⑤**加蘭特反射（Galant’s reflex）：**嬰兒出生時就存在，於四到六個月的時候就會消失。當嬰兒背部側面的皮膚被撫摸時，他會搖晃到被撫摸的一側。一般兒童或成人若是在趴臥的姿勢下，用手指輕輕劃過其背部靠近脊椎部位，他的身體如果產生扭動或是相對敏感，代表加蘭特反射還沒有完全消失。

2. 慣用側檢測：了解左右腦有無失衡

進行以下四個測試。如果你的慣用側都是一致的，比方通通都是右邊，或通通都是左邊，就代表左右大腦發展平衡。反之，當左右越不一致，代表了左右大腦發展受到干擾，有失衡現象。

①**找到慣用眼：**先選定一目標物，再將雙手大姆指接大姆指、食指接食指，搭成一個菱形，兩眼透過這個菱形的中心，注視你所選定的目標物，然後嘗試閉上左眼只用右眼注視目標物，這時候如果目標物仍然位於中心沒有左右偏移，代表右眼是你的慣用眼。反之亦然。

②**找到慣用耳：**如果請你把耳朵湊到牆上，試著聽聽看隔壁的聲音，你在直覺上會使用的那隻耳朵代表那就是你的慣用耳。

③**找到慣用手：**通常我們習慣寫字的那隻手就是我們的慣用手，大部份的人都是右手，對左撇子而言他的慣用手就是左手。或是想要幫還不太會寫字的小朋友做測試的話，可以把一顆球放置在桌上，看看小朋友在沒有特別思考，沒有特別指令的情況下，下意識的伸出去拿球的那隻手就是他的慣用手。

④**找到慣用腳：**在地上放置一顆球，在沒有特別思考，沒有特別指令的情況下，直覺會去踢球的那隻腳就是你的慣用腳。

3. 原地踏步測試：檢視大腦有無退化跡象

閉上眼睛、將兩手平舉，腳抬高、並且在原地踏步五十次，如果你身體旋轉偏移的角度超過三十度，就代表大腦已經開始有退化的跡象。

原地踏步測試示意圖

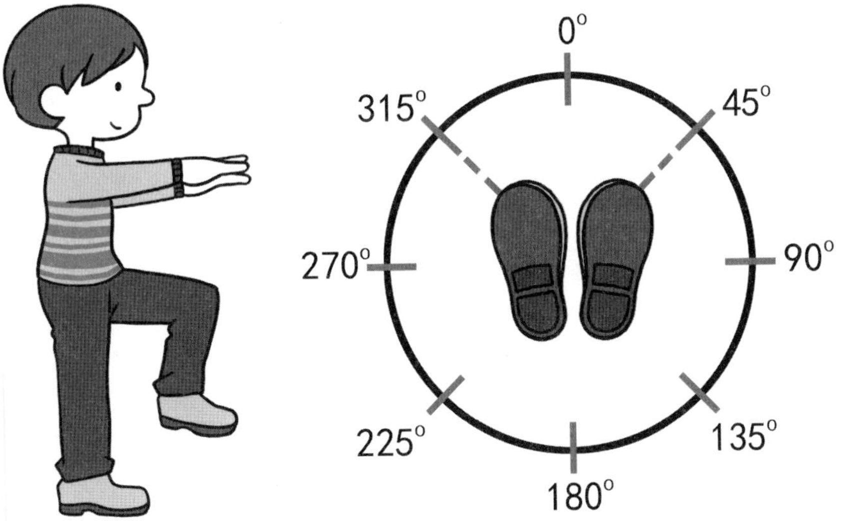

示範影片

4. 站立平衡測試：檢視小腦和大腦有無退化跡象

把兩腳並攏、兩手緊貼大腿站立大約幾秒，觀察張眼和閉眼時自己身體的搖晃程度。如果張眼站立身體就會搖晃，或是閉眼時無法維持穩定站立，有好像會跌倒的傾向，就代表小腦和大腦有退化的跡象。

5. 指尖碰鼻尖測試：檢視小腦有無退化跡象

閉上眼睛、將兩手往外平舉，把任一手的食指由外往內觸碰鼻尖，另一手仍維持平舉的狀態，在測試過程中如果有觀察到任何抖動、或是食指無法碰到鼻尖，就代表小腦有退化的跡象。

6. 手掌識字：檢視神經系統有無退化跡象

請測試者站在與受測者同側，讓受測者閉上眼睛後，測試者在受測者手掌寫上單一數字或字母，如果發現到受測者有辨識困難，無

指尖碰鼻尖測試

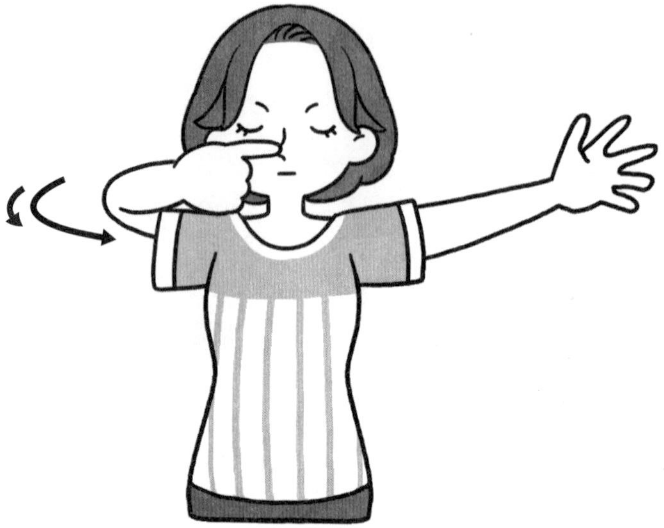

示範影片

法辨認出測試者所寫的字，就代表受測者有早期的神經系統退化的跡象。

7.記憶力測試：檢視大腦前額葉的功能是否異常

工作記憶和短期記憶的退化，是檢視大腦前額葉退化程度的重要指標。檢視方法如下：由測試者隨意說出五個無關聯性的事物，並且記錄在紙上，例如太陽、大象、小狗、書本、蘋果。

受測者是否能馬上重複？→檢測工作記憶。

三十分鐘後是否還能記得？→短期記憶。

一天後還記得多少？→檢測中長期記憶。

8.嗅覺測試：檢視大腦有無退化跡象

測試時請受測者按住一邊的鼻孔，只用單邊的鼻孔去嗅聞指定的香料，再換按住另一邊的鼻孔來操作。比較左右兩邊鼻孔的嗅覺感受，看看左右邊能聞到指定香料的味道和距離感受是否有差異。

手掌識字測試

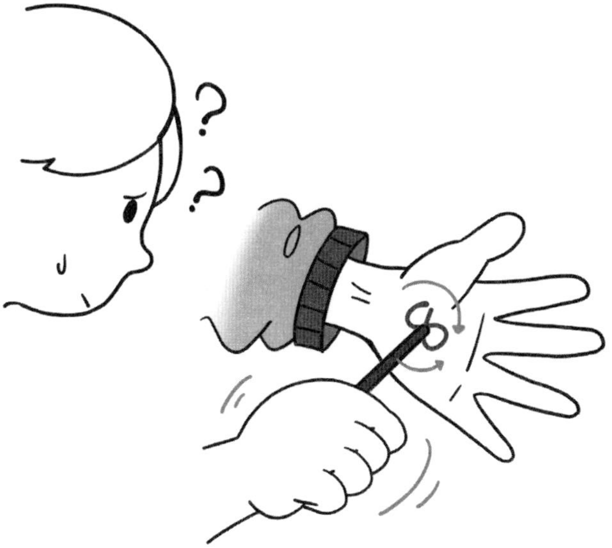

由於阿茲海默症早期症狀就是嗅覺能力下降，所以嗅覺的測試也是判斷大腦是否退化的一個重要指標。

此外，如果平常無故聞到異常燒焦味，極有可能是因為大腦退化、神經細胞不正常放電，而引起的嗅覺異常現象。

3-2 延緩大腦老化的關鍵是什麼？

前面我們把大腦比喻成一顆引擎，順暢的供給燃料，提供大腦所需要的燃料（氧氣、葡萄糖）後，才能使它好好運作。

但這只是基礎條件，我們還要知道用什麼方法來調教這顆引擎，才能夠使它的運作效率達到最佳的狀態，就像競速跑車和載貨用的大卡車，由於需求不同，引擎調教的重點也完全不一樣。換句話說，只要方法得宜，我們不僅能延緩大腦老化，甚至還能使大腦逆齡回春！

根據「大腦運作特點」給予刺激，進而活化腦力

那麼該怎麼做呢？首先我們得先從大腦運作的特點著手：

1. 科技正在改變我們的大腦

如同達爾文生物演化「用進廢退」的觀點，我們的大腦同樣也需要因應外在環境的刺激，而持續做出相對應的調整。

例如，現代人習慣於操作手機、平板電腦，出門在外都依賴衛星定位系統GPS的指引，相對的讓我們對於方向感和使用地圖的能力會大幅下滑，那麼對應到大腦，負責地圖方向處理的顳葉區域也就相對的退化，但是負責影像識別處理的大腦枕葉、前額葉相關的區域則相對變得更為活躍。

2. 透過反覆練習，強化大腦神經路徑

大腦神經連結具有可塑性的特點，也就是說大腦的功能和效率並非一成不變。當大腦功能退化時，可以透過外界的刺激方式，幫助減緩退化的速度，甚至可以逆轉大腦的退化。

我們大腦神經的連結會受到使用頻率和強度這兩種因素的影響，例如我們常說的「熟能生巧」，其實就是透過反覆高頻率的同樣刺激（練習），使大腦對使用這項技藝的神經連結變得更有效率。同樣的道理應用在課業上，每天定時重複的複習功課，可以優化記憶的加深效果，自然在課業表現就會比較好。另外一種強化神經的連結方式就是透過增加刺激的強度。

例如，我們對遭遇重大變故當天的景象記憶特別深刻、對於初戀或是第一次失戀特別刻苦銘心，這是因為刺激的強度超過了你過往的生活經驗，於是產生了強大的神經連結，才會使你有如此強烈的感受和印象。

大腦神經的復健，便常常利用上述兩個特性，來活化神經的再連結。例如，中風不良於行的病人是由於大腦特定區塊因缺氧壞死而失去行走的功能，透過復健的訓練的方式，增加刺激頻率，讓病人大腦神經能繞過壞死的區塊，重新建立新的神經連結路徑，使得原本一條羊腸小徑可以變成高效能的高速公路，讓病人適度的恢復行走的能力

又例如，有些下背疼痛的患者透過脊椎矯正，咔啦一聲後，背痛就大為緩解，這個原理其實就是透過一個高強度的刺激，瞬間改變脊柱附近的深層的肌肉張力，進而改變了大腦對疼痛認知的連結，使大腦迴路重新設定，於是患者自然就不再感到疼痛。

由此可見，人體大腦功能退化時，並非只能依靠藥物的控制，如果可以在早期發現，就能透過大腦可塑性的特點，針對大腦失能的區域增加刺激的頻率或是強度，就可以達到不錯的活化效果。

3. 大腦的復健過程要循序漸近

人類與其他的哺乳類動物最大的不同處就是，人類具有相對高度發展的大腦皮質，因此具備其他物種所沒有的智慧、理解力和學習能力。這是由於位於外側和頂部新大腦皮質，也就是在分類上所稱的新腦，主導著人類的思考、創新與演化。

相對來說，主要負責維持基本生命功能的腦就被稱為原始腦，位於大腦底部和內部，包括負責生命中樞和自律神經調控的腦幹，以及負責喜怒哀樂、飢餓、性需求的舊大腦皮質。如果從人類大腦發展演化角度觀察，大腦會先發展原始腦，等原始腦發展穩固後，才能繼續發展新腦。

因此，我們不妨把大腦的發展想像成是一束花——會從底部由下往上、再往外擴散，當底部的根莖不穩固時，上面尾端的發育自然就會受阻，所開出的花朵也就不那麼鮮豔美麗（見左頁圖）。

換句話說，大腦復健的過程要循序漸進：先確認原始腦的發展沒有問題，再繼續去處理更高階新腦的各種認知功能，才有辦法來對症下藥做適當的復健。

4. 左右腦直接影響一個人的性格與能力

大腦可以分為左腦與右腦，各自有不同的專長和強項，就像一個交響樂團，左右腦必須充分的協調，才有辦法演奏出完美的音樂，任何一個部位過於突出或是不足，都會影響到大腦的正常運作。

大腦發展的正面剖面圖

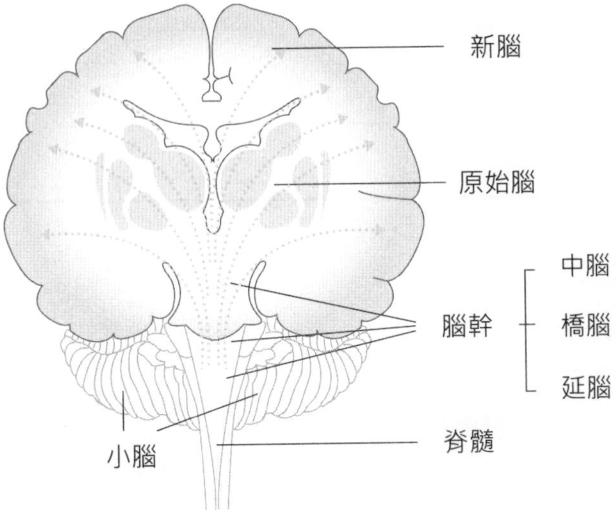

左右腦特質

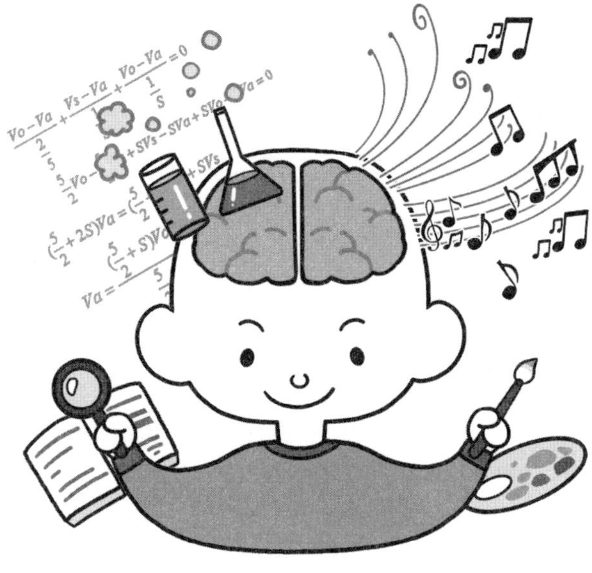

左腦與右腦的比較

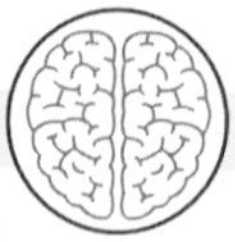

	左腦（油門）	右腦(剎車)
主要功能	局部 啟動免疫系統 小肌肉的控制 處理訊息 意識行動	整體 壓抑免疫系統 大肌肉的控制 味覺與嗅覺 詮釋訊息 非意識行動
生活技能	語言溝通 智商 讀字 數字運算 線性和邏輯思考	非語言溝通 情緒智商 理解能力 數學推理 瞭解抽象概念 空間意識 社交技能
特性	好奇衝動的行動 喜歡常規、制式	謹慎安全的行為 喜歡新鮮、新奇

一般來說，左腦主要負責邏輯、推理、運算、理性思考的功能，右腦則是負責天馬行空的創意、情感的表達與感性的思考，因此人們常形容左腦像是理性的科學家，右腦像是感性的藝術家。

左腦與右腦不僅專長不同，發展時期也不一樣，例如〇至二歲是右腦的發展關鍵期，對應到身體就是發展大肌肉、非語言的表情溝通。到了二至五歲是左腦的發展關鍵期，身體發展開始偏重小肌肉、精細動作、邏輯性的思考。五歲以後又再次發展右腦，如此左右腦會依序輪替發展直到十歲。

所謂的發展關鍵期，只表示這段期間該部位的發展比較快速，但非發展關鍵期的部位，也並非完全沒有發展。只是要提醒家長注意，孩童的大腦雖然會左右腦輪流交互平衡發展，但如果某個時期的發展遇到瓶頸，或是有遲緩的情況，就會造成左右

左腦與右腦缺陷或發展失衡所產生的可能影響

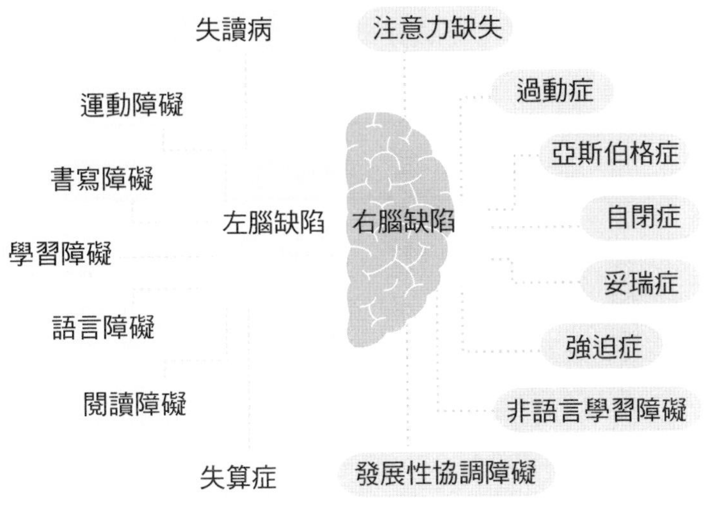

腦的失衡，而比較嚴重的失衡情形，就會讓小朋友有過動症、自閉症、妥瑞症、情緒管理障礙等症狀。

由於在大腦發育的特定時期遇到阻礙時，會依據失衡的部位和相對的功能而呈現出各種問題，若能及時發現、把握治療的黃金時期，就有相當的機率能改善症狀。因此從生活上一些蛛絲馬跡，及時發現孩子的大腦是否有發展遲緩的跡象，就顯得相當重要，例如：走路同手同腳，慣用眼、慣用手與慣用腳不一致，平衡感不佳，這就是表示嬰兒時期的原始反射未完全消失的緣故。

有些時候，問題並不是那麼容易被發現，如果一直沒有獲得改善，即便到了成人階段，這些問題的影響性仍然持續存在，而一般人因為不了解大腦失衡所呈現的症狀，所以遇到這種人的時候都會認為他天生個性就是如此，其實不然。

〇至二歲右腦發展非語言的溝通，如果兩歲前右腦發展出現遲緩時，這個小孩子日後就會有認知障礙，不太能理解別人表情背後所表達的情緒，也就比較無法做出較為適當的回應，或許情況還沒有嚴重到被診斷為自閉症或是亞斯柏格症的程度，周遭的人卻可能認為這個人很不會看臉色、不好相處、難以溝通，但真正的原因其實是這個人本身對非語言的溝通能力比較差的關係。

可喜的是，我們的大腦具有「用進廢退」的特性，因此就算早過了發展關鍵期，只要能根據左腦和右腦各自的特質，投其所好就能有助活化腦力，進而改善原本左右腦的失衡狀況。

【李博士小講堂】

你是否想找回自我做自己呢？

地球上，眾多生物的漫長進化過程中，人類與動物的大腦由於功能與需求不同，逐漸發展出極為顯著的差異，我們的左右腦會輪流發育，基本上都是均衡發展，並且能精細的劃分出各項功能，腦部各區塊各司其職的分工合作。

而動物的腦部發展卻是以右腦為主，動物在左腦上的發展非常有限，雖然同樣都屬於地球上的生物之一，但是人類和動物對於生活的模式、思維方式以及對事件的反應都有明顯不同。如果簡單的以大腦對待事件的方式來說，人類是以反應為主，動物是以反射為主。

我們在嬰幼兒時期由於是以右腦發展為主，因此會有較多的情緒，也就是所謂的幼稚，同時在這段時期是右腦發展為主的關鍵時期，大部分的生活經驗或記憶會成為我們深層的記憶，形成影響你一生的人格特質，因此教育專家認為：六歲前是大腦發展的黃金時期，就是這個道理。

幼兒階段的時候，我們大腦的反應其實最像動物，隨著年紀漸增，於成長過程中接受文化的洗禮及社會化的制約，還有生活中的經驗，以及各種道德規範開始建立起你的價值觀、邏輯思維。

在面對生活競爭讓人開始產生分析判斷及各種認知，無形中都強化了左腦的功能，讓左腦逐漸來主導生活，我們會把心裡真實的那一面慢慢隱藏起來，慢慢的就開始渴望想透過靜坐冥想、運動來釋放身心壓力，學習轉念、正向思考想放下情緒糾結……，這都是想暫時把嘈雜的左腦關閉，好籍此活化右腦，進入潛意識中與自己溝通、找回原本真實的自己。

然而，其他以右腦思維為主的動物卻是非常忠於自我，自始至終都一直是在做自己，在這科技文明發達的時代，人類卻反而常常因為左腦過度的主導，覺得看不到真我，似乎越活越不像自己，大家都像戴著虛假的面具過生活，不斷的想透過各種方式找回原來的自己，這種現象似乎正呼應了一句廣告台詞：相信你的直覺，順從你的渴望。

但天生萬物自然有其不可取代的功用，左腦和右腦本來就有各自的優缺點和所擅長的功能，或許這其中的道理正是由於：人類的左右腦必須均衡發展，我們的身心才能夠健全。那麼不知道各位讀者，您們是否想找回自我做自己呢？

用「功能神經學」找出有問題的神經部位、及時改善

我們的神經系統就好像一間八層樓的企業總部，協調著我們的健康，協助人體日常生理機制的運作。

其中有很多大大小小的單位，由下而上、層層負責、各司其職，才能讓人體這間企業能夠正常營運，而神經系統的連結就像是串連起各層樓的不同單位，讓這些功能得以交互運作，並將訊息由每樓依序往上呈報，並傳遞給人體的總指揮——大腦，以做為發號施令的判斷基礎。

針對各疾病出問題的神經部位復健、活化，能有效改善病情

由於神經系統的每一樓層都有具有特定的功能，各自負責不同事務，每個環節都緊密相依，才能讓人體的運作有序、一致，而不同樓層出現問題會呈現出不同的症狀。

在臨床上，我常會利用「功能神經學」（Functional Neurology）的觀點，透過呈現出來的症狀，找出患者身體真正有問題的樓層——也就是有問題的神經部位，進而就可以針對這一弱化區域的特點，透過復健和活化神經連結的方式來做改善。

舉例來說，第一對腦神經嗅覺神經，位於腦幹最上緣，直接影響大腦負責情緒和記憶的區塊，而阿茲海默症的病人，最早期的症狀常常是嗅覺退化，因此只要透過不同氣味的刺激，強化病人的嗅覺功能，就能增強大腦情緒和記憶區的連結，進而有效延緩病情，這也就是「功能神經學」的精神。

【李博士小講堂】

神經系統是人體內起主導作用的功能調節系統

人體神經系統由末梢到大腦，若比喻企業從一樓到八樓（見七十九頁圖），分別為：

一樓：尾端接收器

人體的各種感覺例如：視覺、聽覺、嗅覺、味覺、觸覺、痛覺、以及負責空間感的前庭覺等，這些都需要特定的感受器接收訊號，再把訊號往大腦傳遞，就像是各種負責不同業務的服務窗口，只收取他所負責業務範圍的外在訊息，並且將收集到的訊號向上呈報。

二樓：周邊神經

負責將訊號往上傳遞，同時也負責把上級的命令往下傳達到肌肉和各種器官。

三樓：脊髓

像是初階主管的角色，將一些訊號做立即的反射性處理，並且將所有的訊號往上呈告上級主管。

四樓：腦幹

是人體行政主管中心，屬於人體的生命中樞，當腦幹受損時就會直接影響基本的生命維持功能，例如呼吸、心跳、血壓，甚至是導致死亡。

五樓：小腦

像是營運績效管理計算中心，會協調整個大腦和身體各部位的訊號，做出最有效率的判斷指令。

在小腦出現問題的時候，最常見到的狀況就是動作不協調，因為動作過大、顫抖、不精準而消耗巨大的能量。例如，職業籃球選手的小腦對於籃球控制比一般人精準，相對的能不浪費過多不必要的動作能量，自然打球會比一般人輕鬆而且也比較不會累。

六樓：基底核

好比是大腦的監管單位，由它來決定大腦的指令是否能放行，所以又有人稱它做「大腦的紅綠燈」。

大腦將指令送到基底核後，由基底核決定是否執行，當大腦一些過度的情緒或衝動傳到基底核時，基底核便會開啟紅燈把這些過度的訊號阻擋下來。相對的，對於一些正常的大腦訊號送達時，基底核便開綠燈讓指令可以快速通過。

基底核能否正常運作與腦幹是否可以提供足夠的多巴胺息息相關。帕金森症的患者就是因為缺乏多巴胺，而導致基底核持續開紅燈，讓大腦的指令不能放行，使得患者思考和動作相對的緩慢。

而妥瑞氏症則是另外一種相反的情況，因為基底核持續開綠燈，造成患者口無遮攔，和手腳不自主擺動的情形。

七樓：丘腦

所扮演的角色是公司裡的營運長特助，所有的訊號在進入大腦之前，都必須先經過丘腦做過濾，再往上呈報大腦。

八樓：大腦

人體的營運決策總部、我們全身的總指揮，管理著所有和外界的互動反應及調控生理機能的運作。

人體神經系統功能模擬圖

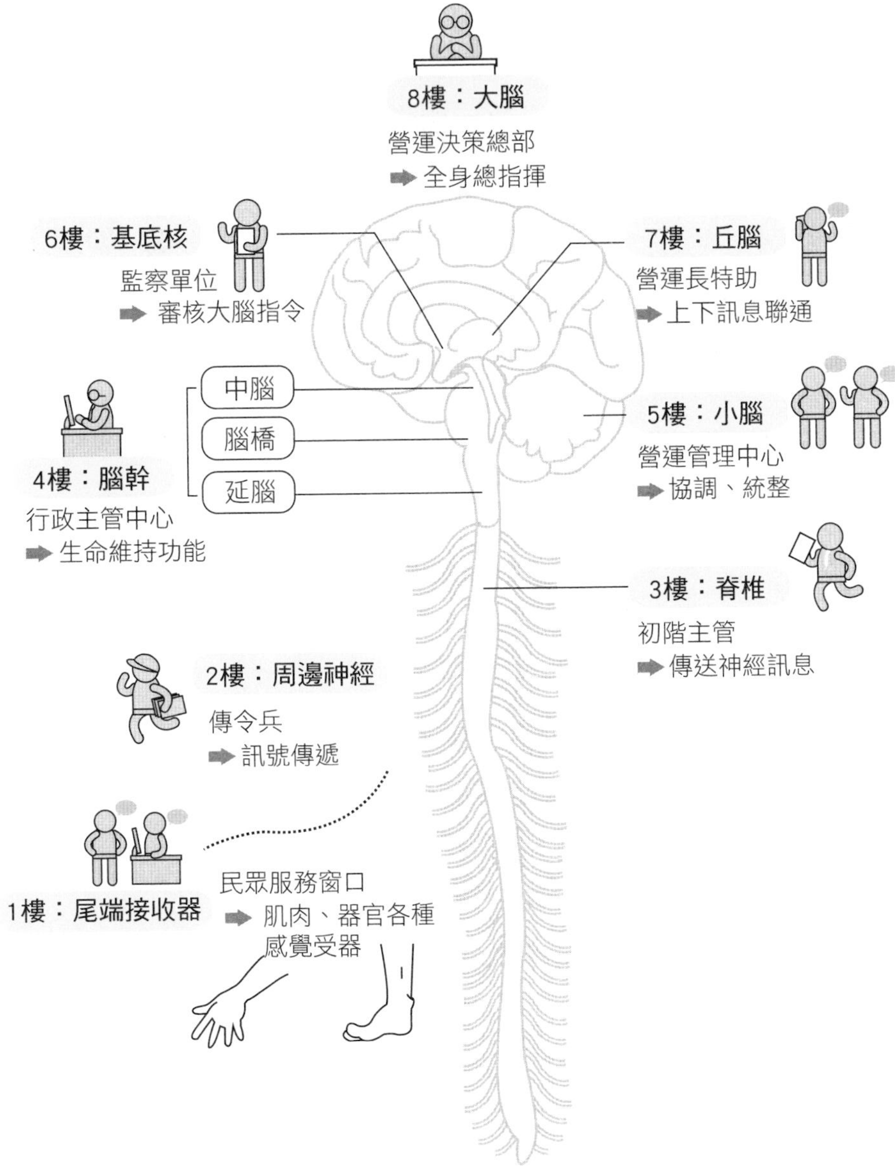
8樓：大腦
營運決策總部
➡ 全身總指揮
6樓：基底核
監察單位
➡ 審核大腦指令
7樓：丘腦
營運長特助
➡ 上下訊息聯通
中腦
腦橋
延腦
4樓：腦幹
行政主管中心
➡ 生命維持功能
5樓：小腦
營運管理中心
➡ 協調、統整
3樓：脊椎
初階主管
➡ 傳送神經訊息
2樓：周邊神經
傳令兵
➡ 訊號傳遞
1樓：尾端接收器
民眾服務窗口
➡ 肌肉、器官各種
感覺受器

根除症狀：找出身體出狀況的真正原因，不讓小症狀釀成大疾病

「功能神經學」不僅可以幫助我們找出許多文明病背後真正出問題的神經部位，透過復健和活化方式從根本進行治療、改善健康，而且還能幫助已有症狀的亞健康族群及時停損，進而恢復健康狀態。

所謂的亞健康，就是一種處於健康和疾病之間的臨界狀態，這個階段雖然深受身體的症狀所擾，但因為症狀尚未達到病理狀態，所以就醫也往往找不到原因。

例如有失眠或焦慮困擾的人，常被認為是自己作息不正常、心理建設不夠所致，只能怪自己想太多、看不開。而試過飲食、運動等各種方式仍然肥胖的人，不僅會因身材而自卑，還可能會被標上懶惰或貪吃的標籤。

然而事實上，這些症狀正是身體所發出的呼救！如同先前提到，我們會感受到身體的疼痛，是由大腦感知所致，而疼痛感的發生，是從身體最尾端（如肌肉、器官）的神經痛覺接受器接收到訊息，經過層層的訊號傳遞到大腦，最後再由大腦進行判讀。

所以只要過程中有任何一個環節出錯，甚至是大腦本身的退化，都可能會傳達錯誤的訊息或大腦誤判，而導致我們產生疼痛的感覺，就像一顆電燈泡不會亮，不見得是電燈泡的問題，也可能是啟動器、燈座，或是家中電線過於老舊而短路，又或者是電力公司大跳電或是社區大樓的變電箱故障而起。

遺憾的是，這些擾人的身體症狀，由於未達病理狀態，檢查不出問題卻又無法改善，因此患者身心往往備受煎熬，許多人因此乾脆放棄不理它，最後等身體出大問題了，還以為是突然發病，根本沒想到這剛檢查出來的嚴重病症，與這些似病非病的症狀有關。

功能神經檢測原理

產生不明疼痛或症狀
找出弱化神經
設計特定治療
解除疼痛之源或症狀

換句話說，身體的每個狀況一定都有它的原因，檢查不出來，只是沒掛對科、或醫學還無法解決而已。尤其現代醫學的人體分科越來越細，因此診療過程往往見樹不見林，患者周遊在各科之間找不到問題癥結，效果當然不會好。

舉例來說，纖維肌痛的病人，因大腦本身對疼痛產生錯誤的解讀，會有慢性的全身疼痛，但身體檢查往往找不到有任何問題。還有，當外傷導致交感神經呈現異常興奮的狀態，會使痛覺訊號的傳遞變得特別有效率，此時一般正常的碰觸，就會讓大腦覺得彷彿受到巨大撞擊而產生劇烈的疼痛感。

然而，這兩種狀況的患者，由於一般西醫無法鎖定真正病變部位，往往只能透過藥物壓制症狀，非但效果不彰，而且病情仍會反覆發生，使患者備受疼痛折磨。

再舉個經常發生的例子。許多人時常會覺得

肩頸僵硬、腰痠背痛，一般通常會採用按摩、推拿、貼痠痛藥膏來緩解症狀，最多再加上復健衛教和肌肉鬆弛劑，這些治療方式雖然能暫時緩解不適，但往往不久就會再度發生，因為疼痛的真正關鍵並不在於腰背，而可能是身體在傳送訊號到大腦的過程中，有一個或是多個環節出錯，甚或是大腦本身出問題所導致。

因此，當身體明明有狀況卻檢查不出來，而且就醫治療也無法真正改善，可以用「功能神經學」來幫助我們找出有問題的神經部位，接著再搭配適當的復健和活化神經連結活動，才能真正改善症狀。

飲食減碳、增加DHA、激活腦細胞，讓大腦更靈光

想要大腦逆齡回春，雖然有難度，但並不是完全無法辦到。除了針對影響大腦健康的內憂外患加以防治，並針對大腦的運作特性投其所好外，建議大家可以多實行第七章所介紹的對抗現代文明病的求生術，同時運用以下三個小方法，幫助大腦細胞提升活性、延緩老化：

1. 減碳飲食

這項飲食法的特色是限制碳水化合物的攝取、忌吃甜度高的水果、甜食、精製加工食品，以協助維持血糖穩定。並且增加優質油脂的攝取，例如動物的油脂、魚油、橄欖油、堅果類食物。比較詳細的說明可以參照第六章的飲食攻略。

由於大腦細胞對於利用油脂代謝衍生物「酮體（Ketone）」，比利用葡萄糖來得更有效率，過程中也產生較少的自由基，所以從代謝的角度而言，減少碳水化合物，同時藉由增加攝取油脂填補所需要的能量，大腦的能量代謝會變得更有效率也比較沒有負擔。

2. 增加DHA脂肪酸的攝取

在海鮮類、魚油以及草飼動物的油脂中都含有大量的DHA，大量研究報告顯示，DHA具有活化大腦細胞的功效。而大腦神經元的細胞膜油脂成分就是來自於DHA。健康的細胞膜會產生良好的導電性，這代表神經元的複製、再生、傳導效率變好，也就能夠幫助活化腦細胞。

3. 進行特定活動去刺激腦細胞

由於大腦不同區塊掌管著不同的功能，我們可以針對弱化的大腦區域，或是根據自己想要加強的部份，進行特定的活動去刺激腦細胞活化，如經由運動、學習、聽音樂來幫助活化特定的大腦區塊。

還有，人體所擁有的十二對腦神經也是有其各自負責的功能，藉由外來的刺激與訓練也能幫助腦神經的活化。

3-3 用「功能神經學」，揪出腰痠背痛、失眠、焦慮、肥胖困擾的真正元凶！

姿勢不良、駝背，竟是大腦退化的元凶？

當我們看到家中小孩駝背或是坐姿不正時，會不斷提醒他們要抬頭挺胸、不要駝背或是坐姿要端正，這些提醒常常都被當成耳邊風，稍不留心，他們的姿勢就又東倒西歪。

其實絕大部分的駝背、姿勢不良還有後續所引發腰痠背痛的問題，與大腦神經系統功能失衡、退化有關。就算有人善意提醒或自己刻意想要控制改善，也常因沒有掌握到問題的真正關鍵而未能確實改善。所以，下次如果又再看到小朋友們彎腰駝背時，請先停止對他們的指責，因為這有可能是出於大腦神經系統的整合問題，而不是他們不願意好好改善姿勢。

為什麼大腦神經系統整合出問題，會使人駝背、姿勢不良？這是因為人體對姿勢的控制，主要是依靠來自眼睛的視覺、來自全身骨骼肌肉的本體感覺，以及來自內耳偵測人體平衡的前庭覺，而大腦就是靠著這三大系統的訊息整合，來獲知並控制身體即時的姿勢和動作狀態。因此駝背或姿勢不良的原因，一般會由下列三種因素導致：

1. 大腦前額葉的退化

人體在成長發育和學習動作發展的過程中，如果我們去觀察身體姿勢的變化，會

人體伸展肌群不同時期變化

嬰兒時期肌肉沒有足夠的力氣，隨著成長發育開始如以爬行、抬頭、學走路，並且漸漸能做各種靈巧的活動。

但隨著年紀漸長及各種老化，還有視大腦前額葉的退化程度，人到老年時期就會逐漸駝背。

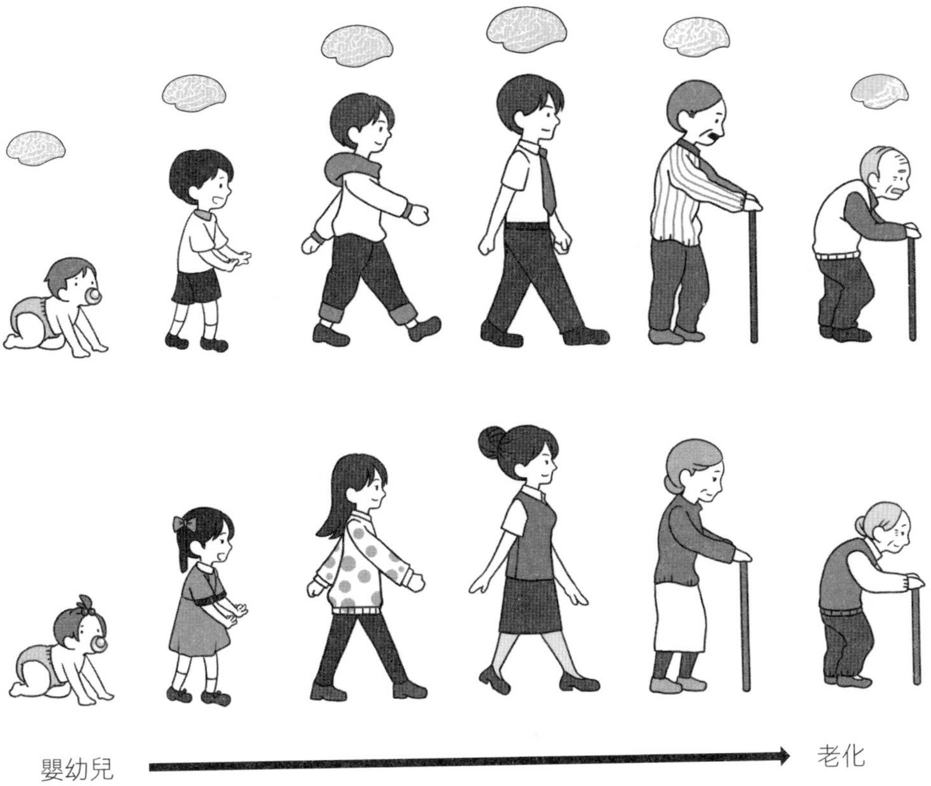

發現到從嬰孩時期肌肉完全沒有伸展的張力，漸漸成長而能夠爬行、抬頭，到最後背部伸展肌群的張力強壯到能夠對抗地心引力，使我們能夠抬頭挺胸的行走、活動自如，這主要關鍵就在於大腦前額葉發展的成熟度。

由於前額葉控制著全身伸展肌群的張力，因此當大腦前額葉開始退化時，人體伸展肌肉的張力就會下降，如果有留心到自己姿勢的變化，就會覺得好像身體不再那麼挺拔，而開始慢慢產生駝背的現象，並且隨著大腦退化的惡化程度，駝背現象也會更加嚴重，這也是老年人駝背比例非常高的一部份原因。

2. 內耳前庭系統出現問題

人體內耳前庭系統又稱為人體的衛星定位系統，可以幫我們偵測到身體在三度空間中的靜態位置和動態狀況，大腦便會從這些訊號去調整身體的姿勢來達到平衡。

當內耳前庭系統有天生的缺陷，或是由於退化損傷，會使得傳遞到大腦的訊號不正確，但人體還是可以透過視覺來維持姿勢平衡，然而一旦訊號失真程度過大，我們就會開始想要藉由彎腰駝背、前傾這種代償性的調整，改變姿勢來幫助身體平衡。

於是，大腦在一直獲得失真訊號，卻還是以為自己的姿勢很正確的情況下，長期下來就會形成脊椎側彎，因此我們常常可以看到，透過開刀想要固定或矯正脊椎側彎的病人，術後幾年脊椎側彎情況還是會復發，原因出在內耳的前庭系統一直提供大腦錯誤的訊號所致。

3. 眼球位置偏離

人體眼球的移動其實不是眼珠子在轉動，是靠著眼球外部的六條肌肉在做調節和控

眼球肌肉示意圖

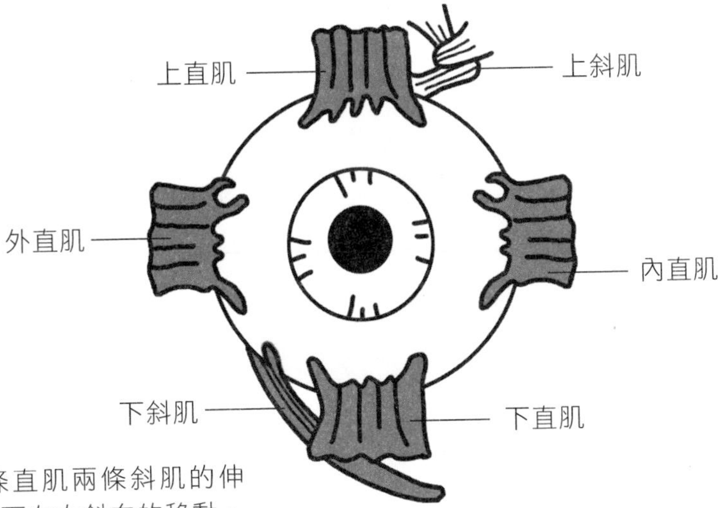

眼球靠著四條直肌兩條斜肌的伸縮，而能夠上下左右斜向的移動，以及順時針、逆時針的轉動。

制，如果把這些眼球肌肉想像成好比是六條繩索，分別依附在一顆球上的不同位置，依照移動的需求有的繩子會拉緊變短，有的要放鬆變長，才可以協助眼球運動及做不同的位置移動。

因此，當這些傳遞到中樞神經系統的訊號失真時，人體就會開始出現一些姿勢代償性反射的變化。例如在正常情況下，眼球應該保持在正中央、可直視前方，但長期盯著螢幕或手機時，控制眼球活動的肌肉就會產生疲勞的現象，造成眼球偏離正常位置，為了能夠繼續看到前方物體，我們的身體和神經系統只好配合眼球位置，形成駝背這種反射性姿勢變化。

有失智症、巴金森症等大腦退化狀況的病人，通常都會伴隨有駝背問題，而且大部分都會同時具有上述提到的大腦前額葉退化、人體衛星導航（前庭系統）訊號不正確，以及眼球沒在正確的位置等三項因素。

眼球位置偏移造成姿勢變化

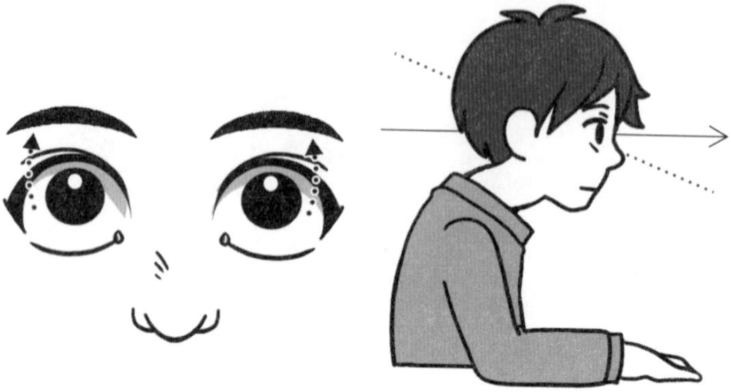

當長久盯視螢幕時，上提眼球的肌肉過度緊繃，或是中腦退化造成眼球下拉的肌肉張力下降，眼球位置偏高，導致當此人繼續嘗試看前方螢幕時，頭部自然產生前傾駝背的反射性姿勢。

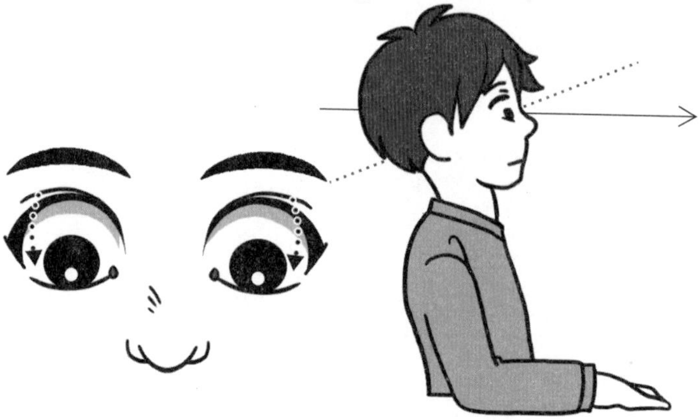

當類似情況發生，眼球位置偏低，導致反射性姿勢後仰。

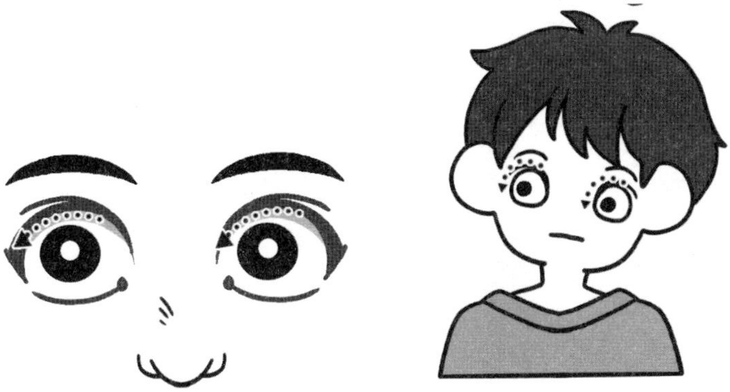

當眼球肌肉張力失衡產生逆時針旋轉，就會產生反射性的頭部往左傾斜。

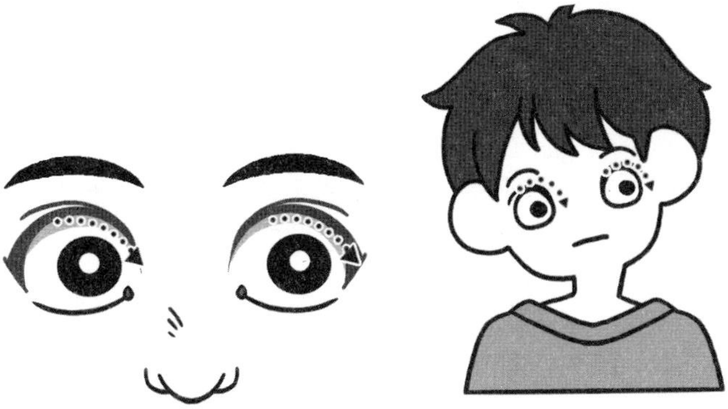

當眼球肌肉張力失衡產生順時針旋轉，就會產生反射性的頭部往右傾斜。

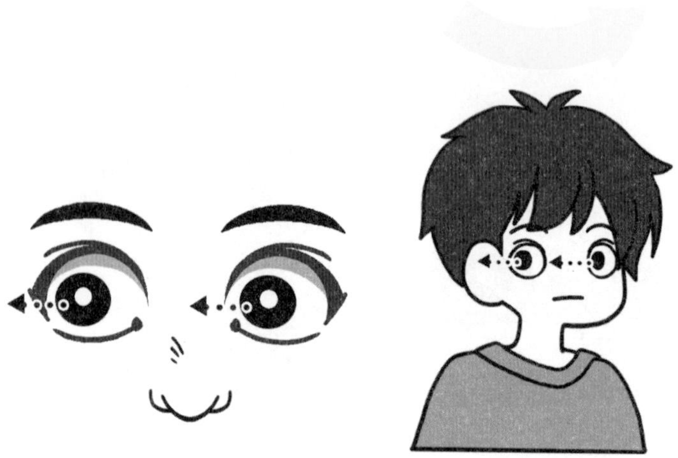

當眼球張力失衡，兩眼往右偏移，為了維持兩眼能直視正前方，就產生反射性的頭部往左旋轉。

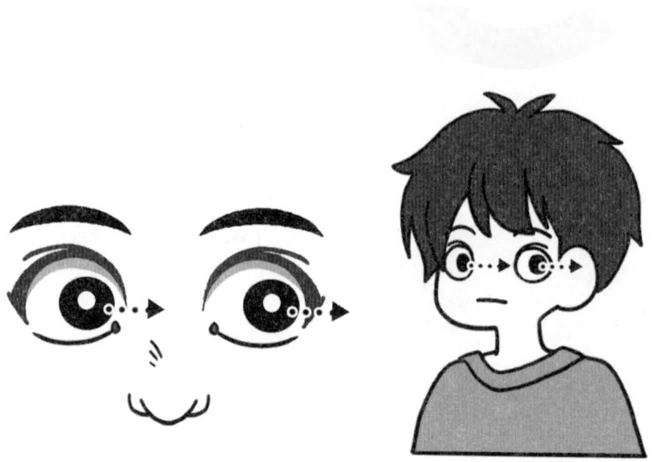

當眼球張力失衡，兩眼往左偏移，為了維持兩眼能直視正前方，就產生反射性的頭部往右旋轉。

「前庭系統」是人體內的衛星導航

在地球上的眾多動物之中，我們人類是唯一能夠做出各種靈活動作，並且有效率直立行走的動物，除了歸功於脊椎之外，最重要的功臣就是人體自帶的強大衛星導航——也就是前庭系統。它負責空間感知、協助維持平衡，所以不管身體姿勢如何移動、變化，都可以讓我們靈活自如的行動、穩定移動而不會跌倒。

透過這套衛星導航系統的幫忙，使得我們隨時隨地都能夠輕鬆掌握與所處空間的相對關係，做為姿勢變化的評估。當前庭系統發生退化症狀時，就會使大腦覺得接收到的空間距離訊號和視覺訊號並不一致，輕則會造成人體姿勢不良，嚴重的話則有可能讓你覺得天旋地轉，無法自由活動。

如果從生物演化的順序來看的話，從水中游泳的魚類，到陸地爬行的爬蟲兩棲類，再到四肢行走的哺乳類動物、半直立的靈長類、最後進化成直立的人類。在這漫長的演化過程中，前庭系統的精密程度也因應生物的動作維度需求進行了演化。

像是魚類無法低頭，只能以左右擺動的方式悠游在水中，是因為魚類的前庭系統只能偵測到左、右移動的動作。爬蟲類的前庭系統較為進化，除了左右之外，還可以偵測到上下的移動。

最後演進到人類，前庭系統就非常精密了，不但能偵測左右、上下，還可以做出前後，旋轉、直線加速等，才可以做出各種複雜的空間、距離綜合性判斷。一般醫學所稱的前庭系統，是指位於人體內耳中的前庭系統。

前庭系統位於內耳

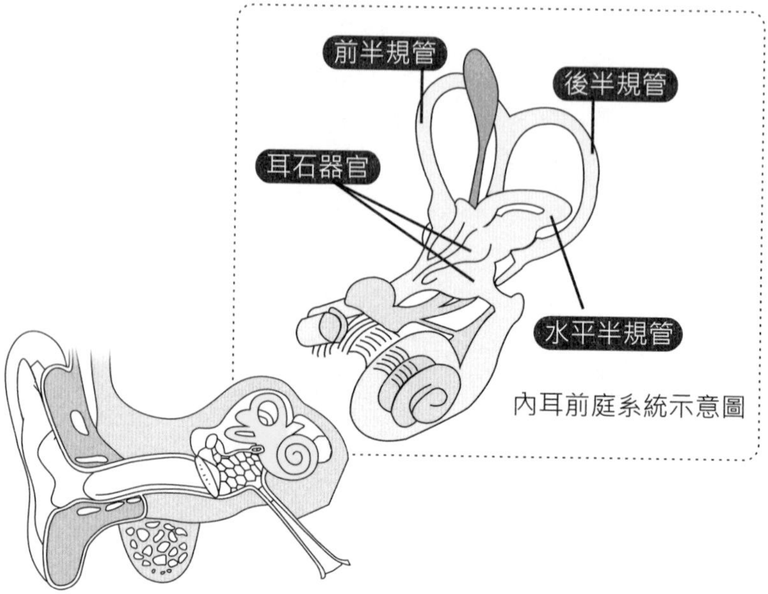

內耳前庭系統示意圖

它像是一個精密的調校陀螺儀，隨時都配合著我們的動作做出各種微調，幫助我們人體維持平衡的前庭覺，只要身體姿勢、位置開始發生變化的同時，前庭系統也就隨之運作，把眼睛所看到的視覺訊號、以及肌肉關節產生的本體感覺訊息在小腦做統合。其主要構造包括了：

1. **半規管：**可偵測頭部的角加速度，分別幫助我們做X、Y、Z軸三方向的偵測。

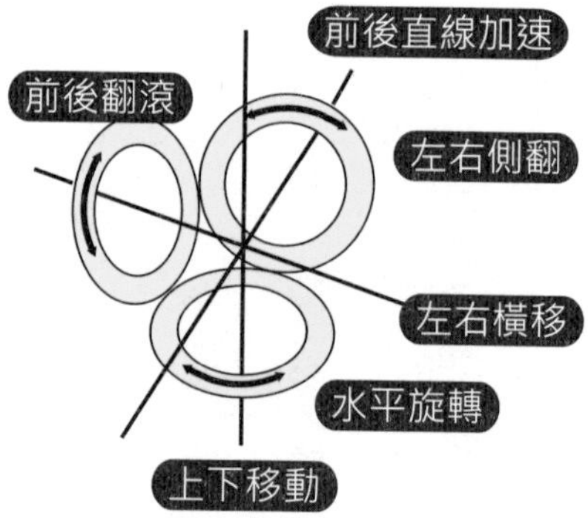

三度空間中，半規管和前庭所偵測的運動

內耳前庭系統與眼球和脊椎弧度的關係

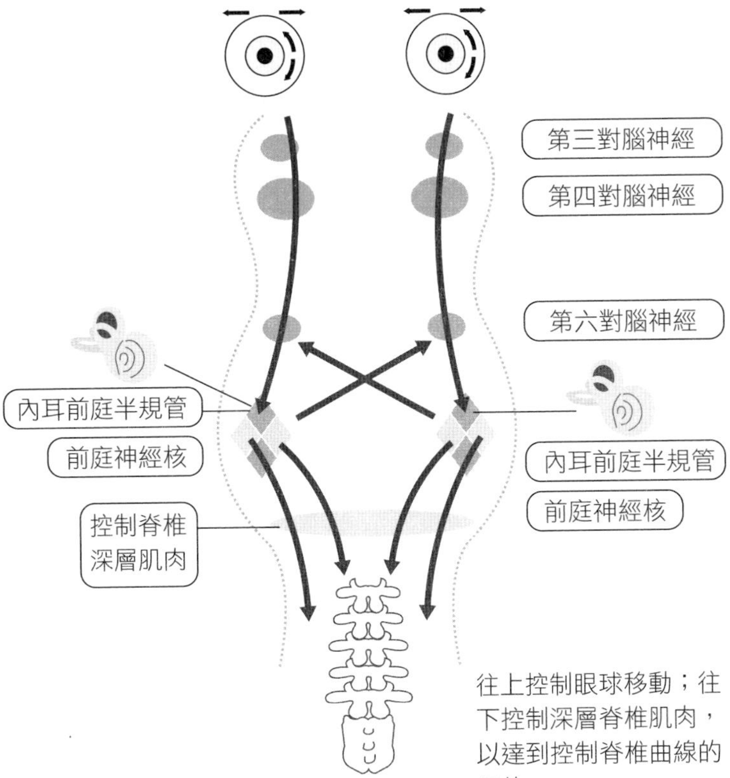

往上控制眼球移動；往下控制深層脊椎肌肉，以達到控制脊椎曲線的目的。

2. **耳石器官：**負責偵測頭部受到的直線加速度、重力加速度。

我們人體所內建的中樞神經反射系統，就是藉由這一連串訊號統合的反應過程，使脊椎、眼球與內耳前庭達到平衡的狀態，最後再將統整的訊號往上控制眼球肌肉、調整眼球位置，往下調控深層脊椎肌肉，來做人體姿勢調整。這種精密的調校機制，需要健康完善的大腦神經系統來進行整合，並不是單單靠意識就能控制。

焦慮：前庭系統和視覺整合失調、慢性過敏或缺乏血清素

近年來由於生活型態的轉變，越來越擁擠的生活空間、越來越快的繁忙節奏、越來越大的生存壓力，無形中都帶給我們身心莫大壓迫感，令人覺得喘不過氣來，恐慌、焦慮的人口比例，也跟著急劇增加。

大部分的人在面對焦慮甚至恐慌症時，大都束手無策，只能讓情緒隨之起舞，最後不得不依靠藥物來做控制，然而除了使用藥物緩解之外，真的沒有別的方法了嗎？

其實焦慮、恐慌除了情緒上的原因，還可能是由以下三種情況所導致：

1. 內耳前庭系統與視覺整合失調

由於個體無法正確判斷自己與空間距離的相對位置，在害怕跌倒、碰撞到周遭物體的情況下，長期只能依賴視覺的訊號來維持平衡，造成大腦過度的負荷，就會產生壓迫感，引發緊張和焦慮的感受。

2. 大腦缺乏血清素

缺乏血清素會使大腦對於情緒控管失調，容易導致沮喪和焦慮的現象。

3. 慢性的食物過敏產生自體免疫反應

在第一章曾提到，過敏的抗體會讓甲狀腺受到攻擊導致發炎、新陳代謝率異常變快、心跳呼吸加速等現象，就會讓人產生焦慮感。另外，如果腦部受到攻擊，使大腦提前退化，也會產生焦慮現象。

懼高症與前庭系統有關？

當前庭系統的訊號有整合性誤差時，會讓我們產生姿勢不良的狀況，這時如果大腦和小腦

對距離在認知與實際間的差異

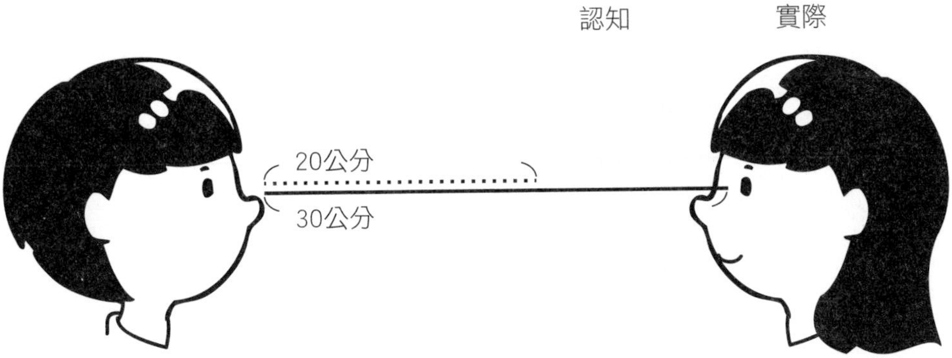

都很健康，其實是有足夠的判斷力能夠自行調整和校正這些訊號誤差，然而當大腦和小腦開始產生退化，就可能對於訊號的判斷開始產生失誤，抑或是失去原本該有的調校精準度，此時我們對空間和距離感的認知就會出現問題，日常生活便因此受到影響。

舉例來說，日常和人交談互動時，一般人會覺得相距三十公分還算是正常的互動距離，但有的人卻會覺得你站的好像太靠近了，但實際上對方和你還是有一些距離，只是因為自己對距離判斷失靈，所以會有點緊張焦慮，感覺對方超過了互動時會覺得舒適的安全距離，因而沒有安全感。

再加上有些人在交談時會講的口沫橫飛，或是有一些比手畫腳的肢體動作，就容易讓對方感受到很大的壓力，尤其是在密閉空間裡，這樣的感受會更加明顯、強烈。

生活中還有些常見的例子，像是下樓時不太能判斷出明確的高度，因此會覺得怕怕的，甚至因此不自覺地緊握扶手，就怕一不小心會跌下去。有些人則是只要站在陽台邊，就會覺得頭暈目眩、手腳無力，害怕自己會掉下去。

這些對高度的恐慌感就是由於前庭系統退化，讓大腦已經不再信任前庭系統對空間和距離的判斷，使得我們對距離和高度及所處的空間感受產生疑惑，而無法再如常的靈活行動。

對於這樣的現象，建議大家可參考第七章的「三四五科技求生術」，在生活中做出一些小調整，並搭配「前庭眼球前後重新對焦運動」協助調校，就能有所改善。

失眠：腎上腺皮質醇與褪黑激素分泌異常&中腦發炎

現代人由於各種壓力和環境干擾因子，或是個人因素，像是輪大夜班、熬夜趕報告等，打亂了正常的作息節奏，失眠人口因此急速上升。此時大腦無法在要休息的時候好好放鬆，在需要工作的時候卻又昏昏欲睡提不起勁，不僅影響到日常生活品質、工作與學習的效率，也嚴重危害我們的身體健康，最常見的就是失眠。

常見失眠因素包括有下列二點：

1. 生理時鐘失調，會導致腎上腺皮質醇與褪黑激素分泌異常

在正常狀態下，腎上腺皮質醇與褪黑激素的分泌曲線剛好相反，在早晨剛起床時腎上腺皮質醇會開始大量分泌，到中午為高峰期，它讓我們在面對一整天活動時能充滿活力。

而褪黑激素的分泌在此時候剛好在相對低點，要到傍晚時才會開始逐漸大量分泌，當夜晚進入睡眠時則是褪黑激素分泌的高

【李博士小講堂】

血清素讓我們更容易感受快樂、幸福

血清素被認為是快樂和幸福感的參與元素之一，它掌控了多種神經傳導物質，如穀氨酸（Glutamine）、γ-胺基丁酸（GABA）、多巴胺、腎上腺素／去甲腎上腺素和乙醯膽鹼（ACTH），並且負責調節人體多種荷爾蒙的分泌，包括有催產素、催乳素、加壓素、腎上腺皮質醇、促腎上腺皮質激素和P物質等等。

因此血清素的接受器會影響身體和情緒的多種運作，例如調節生理時鐘、體溫、食慾或飢餓感、學習記憶、認知功能、睡眠品質、情緒控制，以及我們對壓力的耐受度，都是血清素的掌管範圍。

同時它還可以保護大腦神經元，在人體老化過程可以防止腦部損害，並且能夠抑制疼

缺乏血清素時容易有的症狀

身體感受

- 容易疲勞
- 關節和肌肉慢性疼痛
- 免疫力降低、易生病
- 基礎代謝率降低
- 虛胖
- 表情僵硬、動作遲緩
- 快速衰老感明顯
- 體溫偏低、血壓偏低
- 心悸或噁心感

心理感受

- 精神狀態不佳
- 專注力降低、記憶力變差
- 莫名煩躁、焦慮
- 強烈失落感、容易沮喪
- 容易緊張、暴怒、開始有攻擊傾向
- 恐慌症 • 睡眠障礙
- 憂鬱症 • 久睡也無法消除疲累
- 自律神經失調
- 強迫症或過度潔癖
- 成癮症（購物、酒精、賭博、網路、遊戲等等）

生活症狀

- 身體起床了但頭腦好像還在賴床
- 起床後仍然疲累
- 難以入眠、睡眠品質不佳
- 容易半夜醒來且不易再入睡
- 食慾過度旺盛或異常食慾不振
- 悶悶不樂、沒勁沒精神
- 咀嚼沒力或變慢
- 使用3C產品時間過長
- 日夜顛倒或長期熬夜
- 很少接觸自然陽光

痛、幫助血液凝固和止血，以及協助做細胞修復。

同時血清素也是掌管睡眠的荷爾蒙褪黑激素的主要成份之一，因此缺乏血清素就容易失眠和產生睡眠障礙，進而影響生長激素的分泌，造成免疫系統低下、加速老化等情形。

如果血清素的功能失常或是分泌量不足時，會令我們開始出現不同程度的身心症狀，比如說：易怒、焦慮、沮喪、失落、退縮、恐懼、悲觀、疲勞、心悸、噁心感、無力感，甚至慢性疼痛、記憶衰退、憂鬱症、成癮症、抑鬱、衝動、酗酒、自殺、攻擊及暴力行為等。

既然血清素對人體來說這麼重要，那麼有沒有什麼能增加血清素分泌的好方法呢？

由於人體只能從食物中攝取製造血清素所需的必要胺基酸，讓大腦自行分泌血清素供人體運用，而血清素分泌的高峰期則是在夜間一點和入睡二小時後。

由此可知，要增加血清素分泌，最好的方式就是透過飲食攝取和改善生活習慣，尤其是養成早睡早起的規律作息，就能增加大腦血清素的含量。

至於在具體作法上，建議除了多採行第七章的「三四五科技求生術」外，在飲食和生活習慣上，還可以針對以下事項進行調整：

1. 養成定期運動的習慣。選擇有節奏性或是搭配呼吸的運動，如跑步、快走、瑜伽、太極拳，或是參考本章接下來要介紹的運動建議，依個人需求幫自己做運動規劃。
2. 多攝取富含色胺酸的食物。如優酪乳、牛奶、起司、納豆、豆漿、堅果類、雞肉、雞蛋、鮭魚、鮪魚、瘦肉、牛肉等。
3. 多攝取富含維生素B6、碳水化合物、鐵質的食物。像是香蕉、巧克力、全麥麵包、菠菜、深綠色蔬菜、南瓜、燕麥、奇異果、蒜頭、堅果類、豆類、奶類、魚類等。

血清素的功能及建議飲食

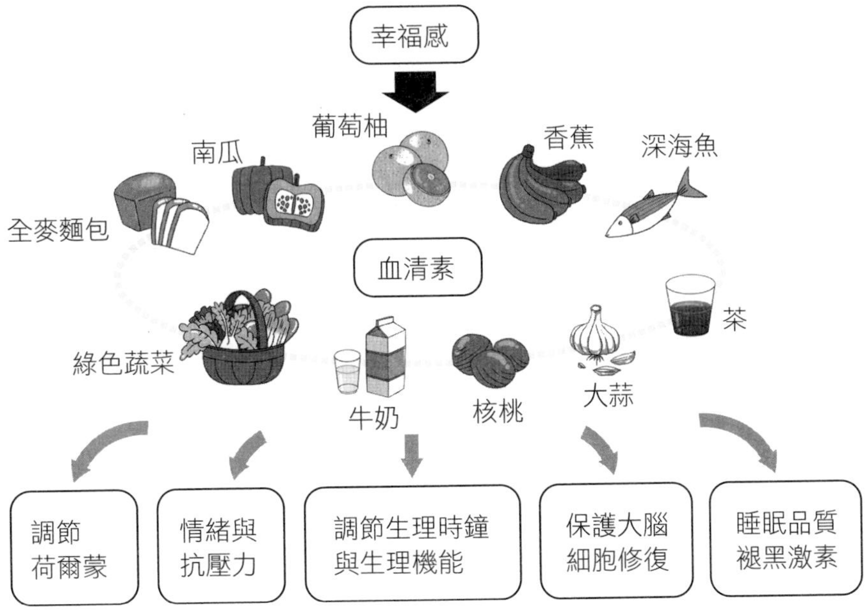

4. 盡量食用全穀類，減少加工品和精製品、適量食用碳水化合物。
5. 適當補充保健食品，例如，魚油、維生素B6、B12、葉酸。
6. 維持腸道健康，適量補充益生菌、保持充足水分。
7. 盡量採用抗過敏飲食，避免食用會讓自己過敏的食物過敏原。

峰期，藉此幫助我們進入深層的睡眠狀態，啟動身體的免疫系統。

然而，由於日夜顛倒與壓力等種種因素，許多人白天的腎上腺皮質醇普遍分泌不足，所以習慣依賴含咖啡因飲料（例如，咖啡、茶等）提神，幫助刺激此激素的分泌，以度過緊湊的一天。

結果到了晚上，卻容易使腎上腺皮質醇的量過多，褪黑激素反而無法分泌，導致身體總是處於亢奮狀態，越晚精神越好無法入睡，這時候只好依賴助眠藥物，強迫大腦進入睡眠狀態。

2. 中腦發炎導致失眠、淺眠

位於中腦的甦醒中樞負責偵測血液循環中的二氧化碳濃度，當濃度過高時，甦醒中樞就會被啟動，把我們從睡眠狀態中被叫醒。而長期的免疫系統失調，會使中腦

生活小知識

攝取富含維生素B6的食物，可避免憂鬱纏身

GABA（Y-氨基丁酸）是協助抑制中樞神經系統過度興奮的抑制性神經傳遞物質，在大腦運作中扮演了抑制衝動的角色。同時GABA還能讓腦神經可以放鬆休息，對腦部具有安定作用，因此也像天然的安眠藥，能協助我們易入睡，並且提高睡眠品質。

當作息不正常，還有受到外在壓力或情緒壓力時，人體內的GABA含量就會因消耗而降低；一旦消耗殆盡，缺乏GABA會讓我們開始產生焦慮、不安、疲倦、憂慮等情緒。

所以長期處於高壓環境的族群，或是有

腎上腺皮質醇與褪黑激素分泌

腎上腺皮脂醇會在起床後開始分泌，而褪黑激素則是在太陽下山後開始增加分泌，不同的激素各自依其規則調控人體生理時鐘。

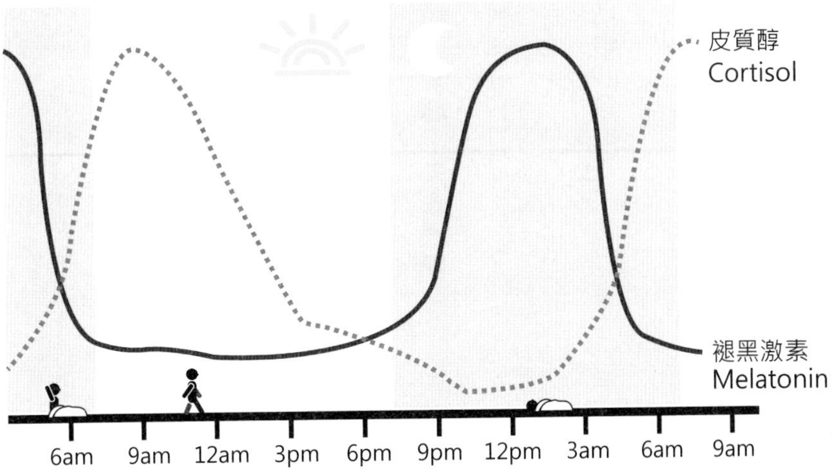

競爭壓力的族群，以及容易有時差的從業人員，要特別小心GABA不足的問題，建議在日常飲食中，可以適量攝取：堅果類、全穀類、全麥、燕麥、糙米、小米、番茄、青椒、茄子、香蕉、蘋果、柑橘類、小魚乾、發酵或醃漬品（如泡菜、味噌等）、芽菜、蛋白質、奶製品，以及富含維生素B6的食物，來幫助GABA合成，再搭配生活作息的調整，自然就能提升體內的GABA含量。

處於發炎狀態，那甦醒中樞對血液中二氧化碳濃度就更為敏感，因此容易有失眠、淺眠等情形。

因此對於失眠、淺眠、睡眠品質不佳的人來說，最重要的任務就是先調整生理時鐘，才能讓大腦在該工作的時候有良好的運作效率，在該休息的時候可以快速放鬆，進而啟動人體深層修復機制，至於如何調整？在下一章中，我們將提供更具體的生活建議，讓各位讀者做參考。

3. 中腦發炎讓人易怒、失去理智

近幾年我們發現愈來愈多的隨機殺人的社會事件，有很大一部份的原因是由於中腦發炎導致情緒的暴衝。

中腦位於腦幹的最上緣，負責接收光線與聲音的訊號，並將訊號往上傳遞到大腦。中腦在動物求生本能占有很重要的角色，當看到或聽到危險的事物時就必須透過中腦不假思索的做出立即的反應，例如攻擊或是閃躲，過程中同時伴隨著交感神經系統的亢奮以及由於中腦與情緒中樞的高度連結所造成的情緒化反應。

在文明社會中，正常狀況下我們的大腦前額葉能夠有效的壓制中腦所引起的情緒反應。但是當中腦長期受到過度的刺激造成發炎現象，導致對聲音和光線極度的敏感，理智的前額葉已經無法壓制中腦的訊號。這時候憤怒的情緒，隨時有可能爆發而造成悲劇的發生。

而為什麼現代人忿怨情緒年年增加，愈來愈沒有耐性？最有可能的原因在於現代人過多來自各類3C產品過度的聲光刺激造成中腦發炎。

因此，透過減少聲音和光線對中腦的刺激，以及降低中腦的發炎似乎是解決現代人憤怒情緒的最佳處理方式。

【李博士小講堂】

人體需要的睡眠時間會隨著年齡改變

維持人體基本健康所需要的睡眠時間通常會隨著年齡增長而改變。

根據美國睡眠學會的建議認為，嬰兒在一歲以前，一天的睡眠時間大約在十二至十五小時；若是幼兒園的小朋友，在十至十三小時左右；小學生的話，則需要九至十一小時；到了國高中時期，睡眠所需時間就會在八至十小時之間；一般的青年人則只需要七至九小時的睡眠就已經足夠。

襁褓中的嬰兒，其實一天大部分的時間都是處於睡眠狀態，而隨著年紀的增長及生理的成熟，所需要的睡眠時間會逐漸縮短。等到了青春期，由於荷爾蒙的分泌，青少年的生理時鐘會變成晚睡晚起的形式。

如果有機會在早上時去觀察學童們的上課情形，必然不難發現，國小低年級的小朋友在早上精神特別飽滿，但隨著年級上升會每況愈下；到了國中、高中階段，早上大部分都會一副沒睡飽的樣子。

因此，從正常的人體生理時鐘運作情況來看，處於青春期的青少年應該比較適合晚睡晚起的生活形態。

然而在台灣，國、高中生通常一大早就必須到學校早自習，放學後還有學校的晚自習，或是額外要去補習班，回到家裡都已經超過晚上九點鐘，真正上床往往已經十一、二點，隔天還是要一大早起床。

而假日也有各種活動或是補習，基本睡眠需求都被剝奪，再加上同儕間課業的競爭壓力，長期下來不只會影響到孩童身體的正常

不同年齡所需的睡眠時間

隨著年齡增長與生理機能的成熟，人體需要的睡眠時間也會跟著縮短，嬰兒時期 1 天需要 10 小時的睡眠，到了成年甚至是老年就只需要 7-8 小時。

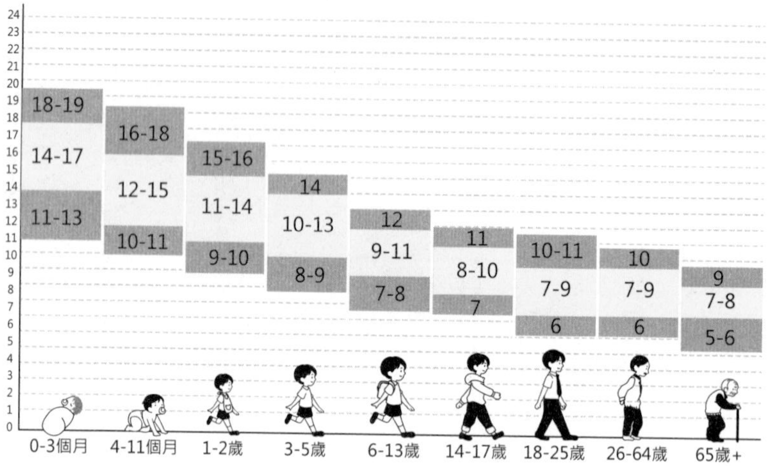

資料來源： Hirshkowitz M, et al, National Sleep Foundation's sleep time duration recommendations: methodology and results summary, Sleep Health (2015)

成長狀況，同時也干擾孩子大腦的發育，嚴重造成學習效率低落和發育不良的情況。

因此儘管與現有教育體制相悖，但站在基於兒童大腦發育健康的角度來看，我認為應該要把早晨上課的時間延後，以符合青少年的生理發育需求，並且縮短學童在學校的時間，避免長期壓力的慢性疲勞。

然而在此之前，如何讓孩子的作息，能配合他們的生理發展，則是家長與教育者所要共同克服的課題。

肥胖：自體免疫或瘦素作用出問題＆飲食攝取過多碳水化合物

大部份人對減肥的觀念大都認為要多運動、要忌口、少吃甜食炸物、調配特定減肥食譜、吃代餐，甚至於節食、在熱量上斤斤計較。但是，如果從醫學角度來看，就會發現肥胖其實是很多原因交叉影響所致，並不如我們所想像的——只要減少熱量、增加運動量就能減肥那麼單純。

嚴格來說，肥胖算是代謝疾病的其中一種症狀。如果把人體的代謝機制想像成是調度人體熱量運用的倉儲物流管理系統，那麼當所攝取的熱量超過身體所需——也就是說你吃得太多的時候，基於管理的考量，身體就會把食物轉化成脂肪囤積在體內，以備我們的不時之需，以便在身體需要能量時，就可以把倉庫中的脂肪搬出來，轉換成能量供身體利用。

人體熱量的調度就像是倉儲物流管理系統

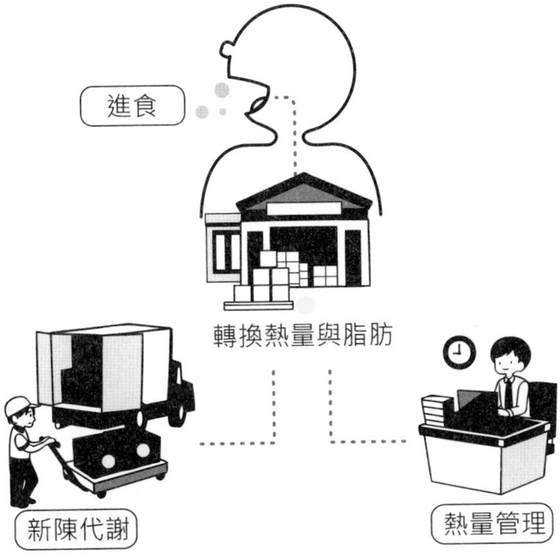

正常 v.s. 失衡的新陳代謝

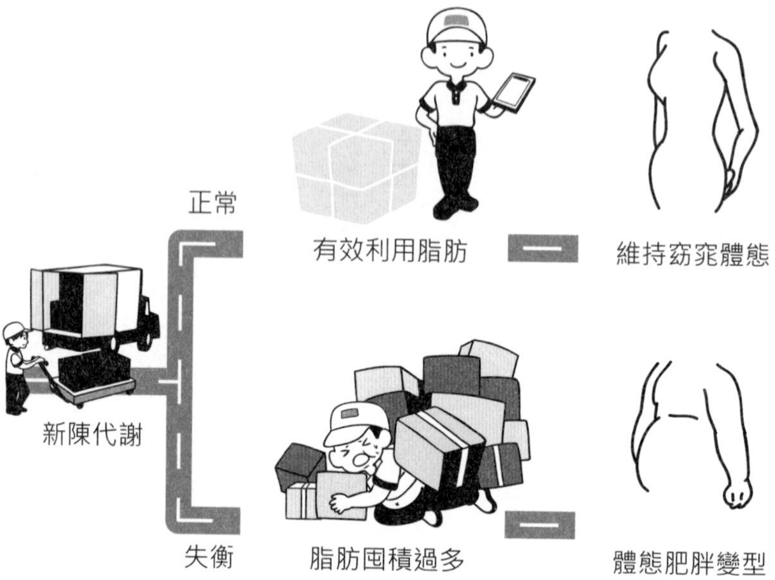

而脂肪的運用和轉換，通常都是由人體的倉庫管理員做支配和調度，所以如果新陳代謝正常的時候，身體熱量應該有進有出，我們就能維持適當的體態。

要是這位管理員開始偷懶，疏於庫存管理和貨物調配，只知道把食物轉化成脂肪儲存在倉庫，卻不會把脂肪搬出來提供身體使用的時候，就造成了身體一直堆積多餘的熱量，讓新陳代謝失衡，使得脂肪倉庫只進不出，脂肪就開始依個人體質堆積在身體不同的部位，而變得越來越胖。

那麼原本盡忠職守的倉庫管理員，為什麼會開始怠惰失職呢？通常是由個人生活習慣、飲食習慣、環境與身體素質等許多成因交叉綜合影響，以及長期累積下所造成，其中最主要的成因有下列三種：

1. 食物不耐症引起的自體免疫疾病反應

從人體免疫系統的角度來看，肥胖其實算

是一種自體免疫問題，最常見的原因在第一章就曾提過，如果我們者對飲食中的小麥蛋白質麩質產生延遲性過敏反應，就會產生GAD65的抗體攻擊人體各器官，當甲狀腺受到攻擊，造成甲狀腺機能低下的話，身體的新陳代謝率就會降低，因此身體燃燒脂肪的能力下降，就會造成脂肪堆積而導致肥胖。

同時，當胰島腺受到攻擊時，就會導致胰島素分泌困難，無法有效代謝血液中的糖分，而產生代謝失衡的肥胖，以及血糖不耐症、糖尿病等疾病。

2. 腦下丘瘦素分泌不足或與脂肪細胞產生阻抗

通常動物大腦下視丘接受瘦素 (Leptin) 刺激後，會開始分解脂肪細胞，產生熱量供應個體活動所需。例如熊在冬眠前會大量進食，讓自己吃的飽飽的，一旦進入冬眠，即使沒有進食仍能度過酷寒的冬天，而當冬眠結束之後就會發現，熊瘦了一大圈，這主要的原理就是靠瘦素去促進分解脂肪，讓身體藉此所產生的熱量幫助度過寒冬。

所以如果讓身體處在寒冷低溫的環境下，便可以促進下視丘分泌瘦素，並且降低身體脂肪對於瘦素的阻抗，相反的，如果瘦素分泌不足或是脂肪細胞對瘦素產生阻抗時，瘦素就無法促進細胞去協助分解脂肪，連帶會使得甲狀腺與腎上腺機能下降、新陳代謝趨緩，導致身體日漸肥胖並容易感到疲憊。

然而現代人的生活過於舒適，寒冬時可依賴科技營造出溫暖的環境，失去了四季變化應有的自然規律，因此不但缺乏低溫對身體的刺激，也很容易讓身體的生理時鐘失去自然規律而錯亂，所以現代人普遍都面臨到瘦素阻抗的問題。

再加上現代人生活型態多是晚睡晚起甚至日夜顛倒，而且大多數時間都待在人工照明的室內，長期缺乏日照，夜晚還有過多人造光源及聲光娛樂刺激，造成了生理時鐘混亂，這也是使瘦素產生阻抗的另一個重要原因。

3. 飲食攝取過多的碳水化合物

日常飲食中，澱粉、糖和絕大多數的水果裡其實都含有大量的碳水化合物。當我們的身體以碳水化合物作為主要熱量來源，雖然能夠快速得到熱量，卻會造成血糖劇烈的震盪，因此很快就會感到飢餓而不斷地進食，導致葡萄糖持續攝取過多，而被轉化成脂肪堆積在體內。

相對的，若是將飲食攝取熱量的主要來源調整為脂肪，會讓我們的身體能夠慢慢地將油脂轉換為熱量，獲取熱量的轉換速度雖然較慢，但是熱量可以很完全地被利用，同時在轉換過程中，血糖濃度會維持在相對穩定的狀態，體內就不容易堆積多餘熱量，這就好比是燃燒煤炭，雖然升火速度較慢，但能夠持續燃燒的時間卻相對延長許多。

所以想要減肥，並不是只要減少熱量或增加運動量就好。還需要多實行第七章介紹的「三四五科技求生術」，稍微改變一些生活習慣，同時搭配飲食建議和運動建議，就能幫助身體恢復代謝平衡、降低瘦素阻抗，有效率達到減重目的。

3-4 掌握大腦退化疾病警訊，及時控制就能逆轉回春

大腦失衡對身體的影響超乎我們想像，其中有些常見大腦退化疾病，可以透過能早期發現、積極介入，就很有機會可以延緩退化，甚至達到逆轉效果。常見的大腦退化疾病其實可以憑警訊提早預防：

常見大腦退化疾病：自律神經失調

在安全而日常的狀況下，交感神經系統會受到副交感神經系統的壓抑，呼吸、心跳、血壓相對在低而平穩的狀態。相反的，當人體面對危急情況時，為了要讓交感神經能強勢的瞬間爆發，呼吸、心跳、血壓都會急劇上升，加快血液循環，快速供應此時身體所需大量的能量和氧氣，此時副交感神經角色就會受到壓抑。

從生物發展演化的過程來看，為了生存下來，交感神經系統必須能在緊急狀況下發揮作用，達到逃脫、存活或是獵食目的。

然而在文明快速發展的現代化工商社會，生活環境不像在原始叢林那般惡劣，也不需要像農業時代那樣看天吃飯，飽受無可預期且無力抵抗的自然因素威脅。

但日常生活反而充斥著各種有形和無形的壓力，身體為了面對這些壓力，會反射性的讓交感神經系統漸漸強勢，副交感神經系統失去應該扮演的角色。

長期日積月累下來，導致許多自律神經失調的慢性病症，例如失眠、焦慮、高血壓、心臟病、糖尿病等，這儼然已經形成現代人的通病。

如果我們從大腦神經的角度來觀察，其實大部分慢性疾病、自律神經失調所指的，都是在表示交感神經系統和副交感神經失去對環境反應能力。

簡單的說，交感神經的作用像是油門，負責推進、加速；副交感神經則像是煞車，讓車子能夠適時緩衝、停下休息。

如果讓交感神經主導著全身的運作，像一列沒有煞車的火車般完全慢不下來，就會反應在心跳加快和血壓上升，演變成我們熟知的高血壓、心臟病等慢性病。相反的，如果長期由副交感神經做主，交感神經毫無半點作為時，身體就呈現出慢性低血壓和心跳過慢等問題。

由此可見，自律神經失調大部分都是互相影響的問題，因此想要從根本上解決，就要能掌握下面這兩個重點：

1. 找出導致交感神經系統亢進的環境因子，並盡量避免或改善這些干擾因子對身體的心理壓力、環境壓力以及相關影響，例如電磁波、藍光、飲食、空氣污染、氣候的變化等等。
2. 藉由調整和活化副交感神經系統去平衡自律神經系統。

常見大腦退化疾病：交感神經系統失控

在神經系統發展過程中，剛出生的小嬰兒心跳大約每分鐘一百三十下，因為這個時期大腦主導的副交感神經系統還未開始發展，腦幹的中腦強勢主導了交感神經系統，而在大腦皮質

交感、副交感調控關係圖

人體的機能如心跳、血壓等，就是藉由交感和副交感一連串環環相扣加加減減的互動來控制做控制。

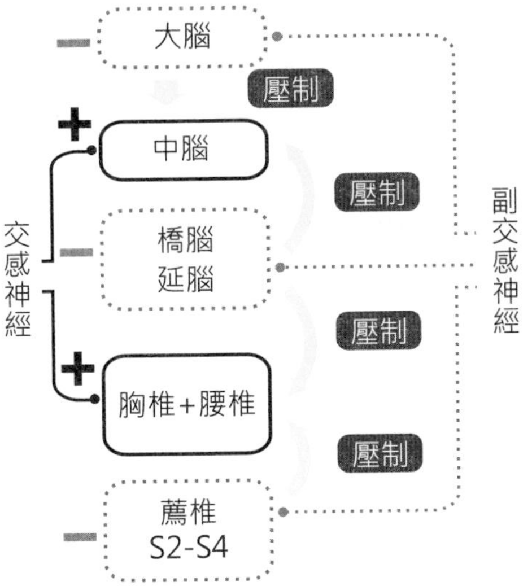

＋ 強化交感神經
－ 弱化交感神經
── 交感神經的神經結構
--- 副交感神經的神經結構

開始發展後，副交感神經系統隨之形成，開始會壓抑交感神經，心跳這時就開始漸漸變慢。

人體自律神經的調控是一套由上往下發展，並且環環相扣的精密系統，依序來說是由最上層的大腦前額葉、腦幹的中下段（橋腦、延腦）、脊髓薦椎部位（S2-S4）、經由迷走神經傳遞副交感訊息到達內臟。而薦椎主要是透過副交感神經來控制人體泌尿系統和生殖系統。

健康的大腦就像是溫柔的母親，能夠持續有效的撫慰焦躁的中腦，交感神經因此受到適度的控制。當大腦開始退化時，交感神經就像脫韁野馬一般，處於不受控制的狀態，臨床上這稱之為交感神經系統失控，此時會使得我們心跳、血壓逐漸升高，甚至產生心律不整，荷爾蒙失調，伴隨而來的症狀就是焦慮、失眠、血糖不穩定導致糖尿病等現象。

左腦與右腦的活化方式

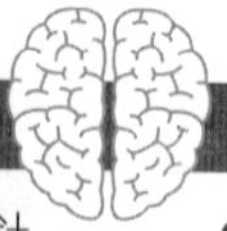

左腦的活化

- 訓練手指小肌肉運動，如穿針引線、串珠珠、摺紙、做手工藝品等精細動作
- 聆聽節奏感鮮明的音樂
- 加強邏輯思考
- 學習語言、寫作
- 訓練數學心算

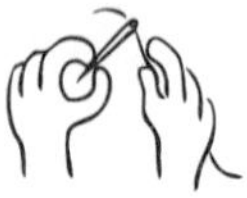

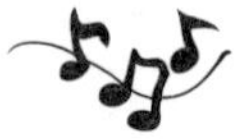

+ − × ÷

右腦的活化

- 可以鍛鍊大肌肉的運動，如健康操、深蹲
- 學習新事物
- 靜坐冥想、瑜珈等能幫助放鬆的運動
- 聆聽大自然的音樂
- 訓練推理、解謎能力
- 訓練想象力、聯想力
- 多參與社交活動讓人際活絡

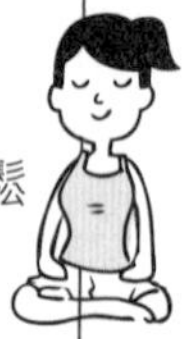

想要緩解交感神經的失控這一個現象的話，我們可以嘗試著活化副交感神經系統來做改善。因此在臨床上，如果有產生自律神經失調的症狀，那麼透過下列方式適當的刺激，也能夠緩解相關症狀：

1. 透過活化大腦的方式

我們的大腦是藉由和外界的互動來活化，上圖列出一些生活上很容易做到的項目，可以適度的刺激讓它更靈活，給各位讀者參考。

2. 腦幹（橋腦、延腦）的活化

①利用三度空間的活動，例盪鞦韆、溜滑梯來刺激前庭系統活化副交感神經。

②深度喉嚨的漱口或是刺激喉嚨引起嘔吐反射：經由刺激迷走神經達到強化內臟的副交感神經訊號。經常性地按摩刺激耳朵內側迷走神經的感覺區（見左圖），

亦可活化副交感神經系統。

③咖啡灌腸：藉著咖啡液使大腸組織膨脹，刺激支配消化系統的迷走神經。

3. 薦椎的活化

顳薦椎鬆動：透過柔性按摩來刺激頭骨和骨盆中的薦椎和尾椎，活化副交感神經系統。

迷走神經在耳朵的分布圖

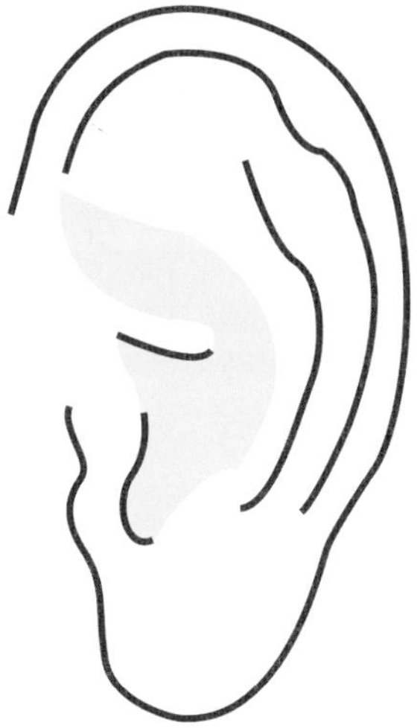

按摩耳朵的迷走神經

常見大腦退化疾病：帕金森症

帕金森症是由於人體中負責分泌多巴胺的中腦細胞退化，導致基底核缺乏多巴胺而無法正常運作而形成的疾病，這是很常見的一種腦部基底核退化性病變。因為基底核在大腦運作中就是掌管意念和產生動作的匝道管制口，在缺乏多巴胺的時候，匝道口就無法打開，這會造成患者動作和思考緩慢的情形。

西醫對於帕金森症患者的治療通常只能依靠藥物或是開刀植入控制晶片做治療。其實如果能在疾病的早期就積極的介入，就很有機會可以延緩病情，甚至達到逆轉的效果。早期的帕金森症雖然症狀不明顯，但仍然有跡可循，我提供下列六點注意事項，讓大家可以做簡單的自我判斷，看看中腦是否有退化跡象而影響到多巴胺的分泌，以及多巴胺分泌減少的早期徵兆：

1. 是否逐漸駝背

由於源自中腦的第三、四對腦神經會控制眼球上下移動的肌肉，中腦退化時會影響到眼球該有的正確位置，使得眼球會往上偏離中心位置，導致眼睛直視前方時，身體會產生反射性的駝背（見八十八頁「眼球位置偏移造成姿勢變化」）。

2. 易怒

我們的中腦會直接連結到情緒中樞，所以中腦發生退化時就產生過多的訊號到情緒中樞，導致情緒容易暴衝。

3. 怕光、怕吵

中腦是人體聲音和光線訊號的中繼站，當中腦退化時，就無法處理過多的聲音和光線，導致情緒中樞的亢奮，而產生情緒性的反應。

4. 間歇性失眠

中腦的甦醒中樞若是偵測到體內血液循環中的二氧化碳濃度過高時，就會讓我們自動醒過來。當中腦退化時甦醒中樞就會變得比較敏感，同時因為人體血液中二氧化碳的濃度大約是每兩個小時左右在循環運作，就使你進入睡眠後大約兩個鐘頭又會醒過來，醒醒睡睡無法一覺到天亮。

5. 單側肢體肌肉經常性的抽筋，或單側眼皮經常性抽動

起因於基底核缺乏多巴胺，導致對側肌體肌肉或眼皮控制異常。

6. 表情僵硬、嚴肅、缺乏熱忱、容易有負面情緒

由於長期缺乏多巴胺，整體臉部肌肉反應變慢，無法有效的表達情緒，對事物的理解相對悲觀。

【李博士小講堂】

多巴胺是快樂的源頭

人體的內分泌系統其實相當精密且功能強大，掌管了許多生理機能調控與運作，而其中最直接影響我們情緒感受的重要激素就是多巴胺，這對大腦來說是一個非常重要的神經傳導物質。大腦分泌多巴胺的主要區塊位於中腦，而當中腦退化時就會伴隨著多巴胺分泌量減少，導致容易有負面情緒、缺乏動機、性慾降低、動作反應變慢等症狀，甚至於比較嚴重的情形就是臨床所見的帕金森症。

多巴胺的好處非常多，能夠讓人提升動機，感到快樂、正向、提升創造力、也能讓學習和工作效率提升、當人在熱戀時期大腦內的多巴胺也會增加，除了增加愉悅和幸福的感受外，也會增加性慾。但過多的多巴胺也會造成情緒的過度衝動和肌肉不自主的運動，例如，舞蹈症、妥瑞氏症。

由此可知，多巴胺分泌量適當與否，會很直接的影響到個人在社會上的人際關係、互動感受與成就來源。如果在多巴胺分泌不足，或是負面情緒比較強烈，覺得比較意志低沉的時候，有些人甚至於會不由自主的想透過抽菸或是吸毒等等成癮性的行為，來促使多巴胺分泌增加，讓自己短暫的感受喜悅和平靜、安定。

然而，這種外力介入或是依賴藥物的方式會讓接收多巴胺的細胞敏感度下降，需要持續增加劑量才能達到原本令人滿意的效果，因此菸或毒也就越吸越多，不僅使傷害加劇，同時也會讓人體分泌多巴胺的細胞產生惰性，長期下來反而減少了本身多巴胺的分泌。

因此，想要增加多巴胺的分泌來提振身心，

對人體最安全無害的方式就是透過我們在日常生活的人際互動、以及與環境互動的過程，就能自然而無害的提升大腦多巴胺的含量：

1. **三四五科技求生術：**參見本書第七章。
2. **靜坐：**如果我們的腦波處在放空的α波狀態時，大腦會釋放出大量的多巴胺，能讓人覺得充滿了正面能量的情緒，這種感受在靜坐與運動後會特別明顯。
3. **令人振奮的音樂：**大腦是非常喜歡聽音樂的，有些音樂聽了會讓人覺得充滿活力帶給我們好心情，振奮人心的音樂能夠幫助多巴胺的分泌。
4. **與人親密的擁抱、身體的碰觸：**現代人的互動都比較疏離，漸漸的好像就失去單純的感動和人與人之間的溫暖，擁抱會帶給我們幸福的感受，也會讓情緒的表達和感受更加柔軟。
5. **擁抱你的寵物：**除了和人的擁抱能帶來幸福感之外，我們也可以擁抱寵物，加上動物天生就帶有療癒的才能，會善體人意的陪伴和安慰你，協助改變你的負面情緒。
6. **按摩：**按摩不但能讓身體放鬆，藉由肢體的互動也能夠刺激大腦以及肌肉和神經的活化。
7. **學習新事物：**大腦是非常樂於學習的，藉由外界的刺激和挑戰會讓大腦越來越靈光，反應越來越快速，透過學習新事物能幫我們擁有年輕的心態、保持活力。
8. **多攝取能幫助多巴胺合成的食物：**酪梨、菠菜、豆類、豆漿、富含葉酸的食物、海鮮類、堅果類、乳製品等，有助多巴胺的合成。

失智症的十大警訊

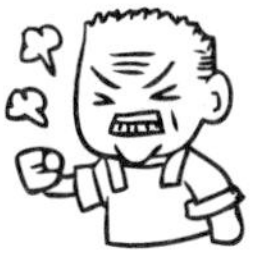

- 個性急遽改變
- 物品擺放錯亂
- 行為與情緒出現改變
- 判斷力變差，警覺性降低
- 很難完成原本熟悉的家庭事務
- 近期記憶喪失以致影響工作技能
- 喪失活動力及對生活事物失去興趣
- 抽象思考能力降低，無法思考雜的事務
- 有語言表達的問題，無法說出確切的名詞
- 對時間或地方的概念變差，容易迷路或走失

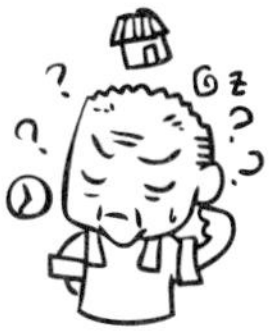

資料來源：楊淵韓、劉景寬-2009年世界阿茲海默氏失智症大會

常見大腦退化疾病：失智症

失智症又稱為阿茲海默症，是一種很常見的大腦退化疾病。失智症常見的原因是由於大腦神經元死亡後所釋放出的蛋白質堆積成塊，或是蛋白質附著在神經元上阻礙了神經訊號的傳導，並且逐漸擴散至其影響區域所造成的，而大腦神經元之所以會死亡，很大的因素都是與環境有關（即前面文章所提到幾個影響大腦的環境因素）。

通常最先受到影響的大腦區塊會是前額葉，這是主司記憶和計劃認知功能的區域，因此一開始的症狀通常是健忘，例如：忘了鑰匙放哪裡，車子停哪裡，對生活中的大小事務忘東忘西，並且理解力逐漸下降，策劃能力也會下降，沒有耐心去完成既定工作等等。

隨著病情的加劇，影響的區域會開始擴大到語言區和主管方向感的區域，此階段患者所忘記的人事物會更加嚴重，例如：忘記自己的姓名、認不出來親人、容易迷路不知道自己身在何處、智力退化、行為舉止有如孩童等。到了晚期，整個大腦會嚴重萎縮，到最後甚至日常生活都無法自理，主導身體動作的區域就因退化而無法自由行動。

一般我們會認為只有年紀大的人才有失智症，其實失智症發生時期最早可以追溯到二十年前，但是因為症狀非常輕微，容易受到忽略，才會拖到晚期，最後發現時只能靠藥物控制病情。

臨床上，失智最早期的症狀是嗅覺的退化，所以可以利用嗅覺的感知，來做失智症的自我判斷。此外，對失智症的十大警訊也要有所警惕，只要能夠在早期發現，並且利用一些活化大腦的復健運動、改變生活型態和生活環境，失智症其實可以不需要依賴藥物，也能讓病情得到有效的控制及延緩。

失智症篩檢量表：簡易心智狀態問卷調查表

本量表可直接施測，依下列問題詢問，並記錄結果，答錯的項目請在回答欄打X

姓名：	日期：	年齡：
性別：□男 □女	教育程度：□國小 □國中 □高中 □高中以上 □其他	

回答欄	問題	注意事項
	1.今天是幾號？	年、月、日對才算正確。
	1.今天是星期幾？	星期回答對才算正確。
	3.這是什麼地方？	對所在地有描述即算正確，如「我家」，或正確說出城鎮、機構的名稱都可接受。
	4.您的電話號碼幾號？	需確認號碼無誤才正確，或會談中在二次間隔較長時間內重複相同號碼也算正確。如長輩無電話則第4題省略，自第5題開始續問以下問題。
	5.您住在什麼地方？	
	6.您幾歲了？	年齡與出生年月日符合才算正確。
	7.您的出生年月日是？	年月日都對才算正確。
	8.現任總統是誰？	姓氏正確即可。
	9.前任總統是誰？	姓氏正確即可。
	10.您的媽媽叫什麼名字？	不需特別證實，只需長輩說出一個與他不同的女性姓名即可。
	11.從20減3開始算，一直減3減下去。	計算期間有任何錯誤或無法繼續進行即算錯誤。

失智症評估標準：

- 錯0~2題：心智功能完整
- 錯3~4題：輕度心智功能障礙
- 錯5~7題：中度心智功能障礙
- 錯8~10題：重度心智功能障礙

如果長輩答錯三題以上(含)，請立即帶他(她)前往各大醫院神經內科或精神科，做進一步的失智症檢查以求及早發現，及早治療，減緩失智症繼續惡化。

資料來源：衛生局《失智老人照護手冊》

Chapter 4

活化細胞粒線體：粒線體變異是百病根源

粒線體是身體細胞發電廠，也是掌握人體健康和遺傳表現的關鍵之鑰！

粒線體位在細胞內，屬一種細胞器官，主要功能是負責提供染色體在進行轉譯繁衍過程中所需要的能量，而其特別之處就在於，這小小的粒線體能夠產生出巨大的能量，供應人體全身細胞各種代謝運作之所需，所以粒線體又稱為是細胞發電廠。

很多慢性病的起源都是因粒線體提供能量的能力下降，導致細胞轉譯率和代謝能力降低而造成細胞變異，進而衍生出的一連串器官退化及病變症狀，因此粒線體可說是人體健康和遺傳表現的關鍵之鑰。

4-1

粒線體供能不足是慢性病的開端

人體細胞內的粒線體數量並不是通通一致的，而是依據每個細胞的耗能需求而有所不同，一般而言，越是高耗能的細胞，為了要能獲得足夠的能量供應，粒線體數量就會越多。

像是在腦細胞和心臟細胞這類高耗能的細胞中，大約都含有五千個粒線體，肝臟細胞大約有兩千個粒線體，紅血球內則完全沒有粒線體的存在。

而當大量耗能的細胞組織粒線體出現問題，便會產生明顯的變異狀況，例如肌肉、心臟、大腦等高耗能組織產生病變時，就會呈現像是肌肉無力、心肺功能下降、擴張性心肌病、帕金森症、阿茲海默症、肝臟疾病等問題。

慢性病形成三部曲：粒線體供能不足↓細胞退化變異↓疾病、癌症形成

人體的細胞會新陳代謝和自然老化，粒線體身為細胞內的一份子，當然也不例外。但值得特別注意的是，在粒線體的老化過程中，很可能會釋放出大量不穩定的活性氧化物，進而造成粒線體的染色體變異。

一般來說，大約從我們二十歲開始，粒線體染色體變異的速度，大約是一年退化一%左右，等變異率達到四十%時，粒線體的產能效率就會明顯變差，就無法再供應足夠的能量，於是細胞便無法正常運作，此時連帶也將開始影

粒線體是細胞內的胞器

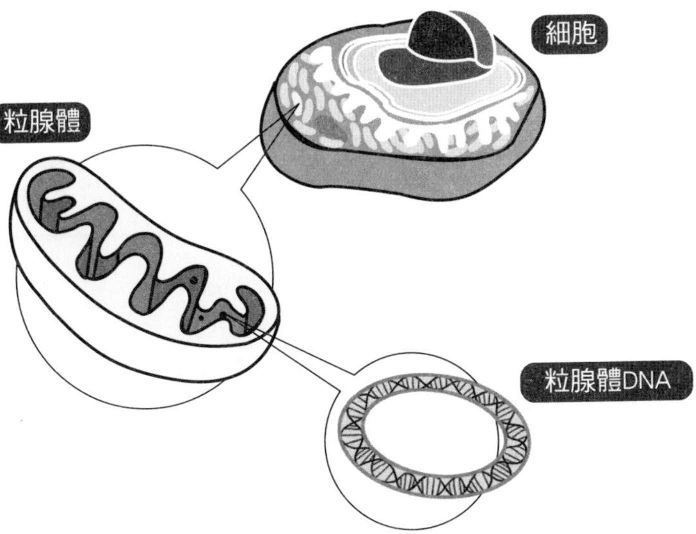

響其它器官的功能。研究發現，二型糖尿病、阿茲海默症等慢性病，以及各種癌細胞的產生，都是從細胞粒線體的染色體變異而起。

目前在西醫治療的過程中，對於很多疾病其實仍無法有效醫治，以癌症為例，現行的治療主要採用對抗療法，試圖採用更精準的方式想要消滅癌細胞，但有些時候壞細胞死光了，連帶的好細胞也死光了，造成患者的不適與不便，而且療效時常因人而異。

醫學研究曾針對癌細胞為什麼會復發或轉移，試圖從基因突變的角度，尋找會造成特定癌細胞的基因，希望能從中找出抑制細胞DNA變異的方法，然而到目前為止，這些問題仍未找到真正令人滿意的答案。

根據粒線體研究先驅 Dr. Doug Wallace 的研究推論，現今至少有八十%的疾病根源，其實都是來自於粒線體變異，其形成通常都是因粒線體產能不足，無法再供應細胞足夠的能量，讓細胞開始弱化、退化，才導致了後續細胞粒線體的染色體變異，進而演變成慢性疾病與癌細胞。所以我們可以說，粒線體的變異才是真正百病的根源，也因此近年粒線體的研究，已越來越受到醫學界重視。

粒線體產能效率好，才有豐沛能量維持人體健康

我們日常以攝取食物做為補充能量的主要來源，尤其是華人注重各種養生食補，但其實食物進入消化道後必須先有前置處理的過程，人體細胞並無法直接利用食物的能量，不論是澱粉類的碳水化合物、肉類中的蛋白質、或者是動植物的油脂，在我們進食之後都必須要經過分解消化的過程，把食物轉換成葡萄糖、胺基酸和酮體，再透過血液循環把這些養分帶到身體各個細胞，才能提供我們所需要的能量，並且協助身體新陳代謝和細胞修復。

以一般情況來說，食物分解消化後所產生的大量葡萄糖，是提供細胞產生能量的主要來源。當葡萄糖進入細胞後，如果有足夠的氧氣供應，就會開始進行「有氧呼吸」，把葡萄糖轉換成粒線體所需要的電子，進而在粒線體中形成電子傳導鏈，以產出細胞所需的三磷酸腺苷（Adenosine Triphosphate，以下簡稱ATP）。

所謂的電子傳導鏈，其實是描述電子在粒線體內跳動的情形。簡單來講，如果我們把電子傳導鏈比喻成一輛載著電子的虛擬能量列車，食物經消化後所形成的電子會需要搭上這輛能量列車，才能展開它轉換能量的旅程，讓人體有能量可運用。

這趟旅程中總共有五個停靠站，分別是：complex I、II、III、IV、ATPase（能量轉盤，見一二六），當列車進入I、III、IV站時，各會有一個電子進入車站，並且把一個氫離子趕

進食後經消化開始進行有氧呼吸

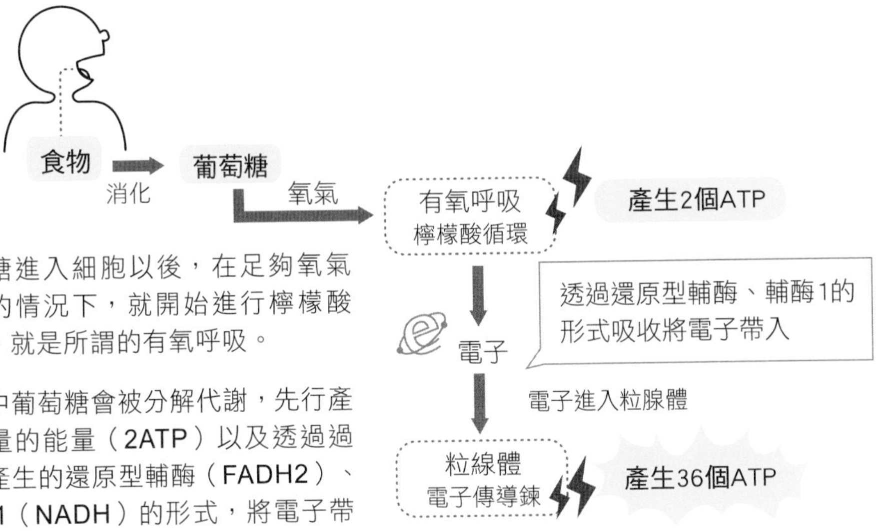

葡萄糖進入細胞以後，在足夠氧氣供應的情況下，就開始進行檸檬酸循環，就是所謂的有氧呼吸。

過程中葡萄糖會被分解代謝，先行產生少量的能量（2ATP）以及透過過程中產生的還原型輔酶（FADH2）、輔酶1（NADH）的形式，將電子帶入粒線體，藉由粒線體的電子傳導鏈進行主要的能量生產（36ATP）。

出去，才能進入下一站。所以在經過前面四站（complex Ⅰ、Ⅱ、Ⅲ、Ⅳ）之後，總共會把三個氫離子趕出車站。

這些被趕出去的氫離子會累積在車站外面，產生想重新進入車站的位能，也就是所謂的「還原電位差（Redox potential）」，於是當列車進入最後一站，就會因「還原電位差」變大，而產生人體細胞所需的ATP能量。

換句話說，如果這輛虛擬能量列車上載的電子的數量越多，交換出去的氫離子也會增加，造成氫離子的還原電位（Redox Potential）上升，就能讓氫離子在通過通道時推動能量轉盤的轉動力道會加大，也就能產生出更多的能量提供給細胞利用。電子傳導鏈運作是否順暢、ATP產能效率是否良好，正是代表細胞是否有活力，我們身體健康與否的關鍵。

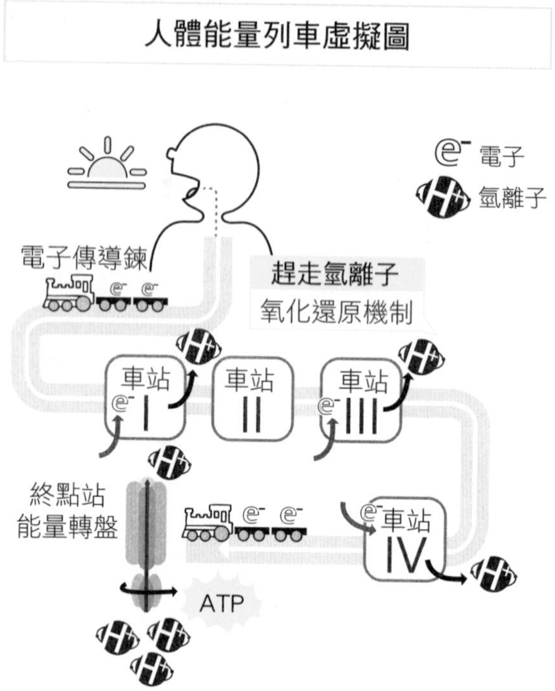

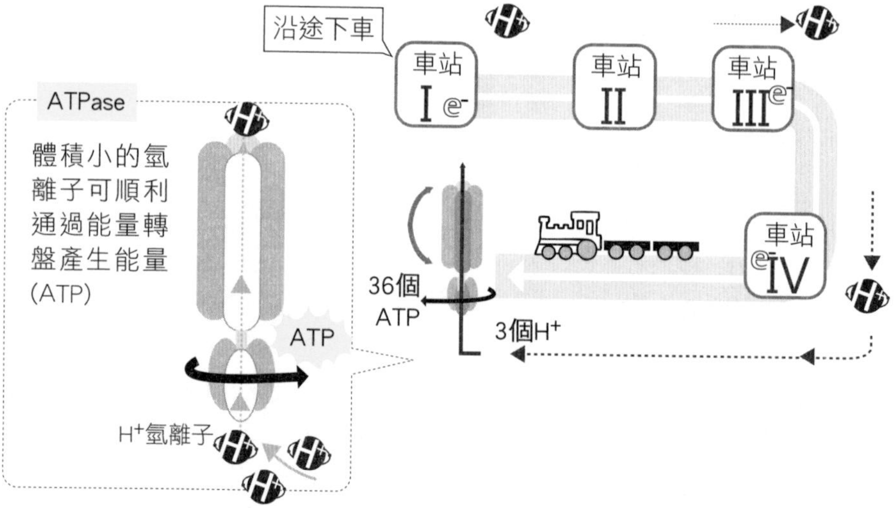

氫離子會形成還原電位差，產生 ATP 能量 ，供應給人體全身細胞使用

吸收紅光和遠紅外線，可快速提升粒線體的產能效率

既然電子傳導鍊運作和ＡＴＰ產能效率是身體健康的關鍵，而電子的數量又直接影響產能的效率，那麼若能讓更多電子搭上這台虛擬能量列車，自然就可以產生更豐沛的能量來維持人體健康。

通常人體細胞粒線體獲得電子的方式，有攝取食物以及進行光電效應二種方式，其過程為：

1. 攝取食物：

日常飲食攝取碳水化合物、蛋白質、脂肪這三大類養分，其中碳水化合物和蛋白質最後會分解成葡萄糖，脂肪則分解成為酮體，接著，將葡萄糖轉化成粒線體所需的電子，進而產生能量。

當人體能量不足的時候，身體會想辦法獲得更多能量，而最簡單又最方便的能量獲得方式就是進食，因此當我們渴望吃東西，其實就是身體在透露它能量不足的訊息。

2. 光電效應：

愛因斯坦所發現的光電效應，是指光子轉換電子的一種物理現象，而我們的粒線體也有這個現象：在曬太陽的時候，透過吸收紅光和遠紅外線，可以讓光子直接進入細胞的粒線體火車站轉換成電子，增加搭乘能量列車的電子數量，進而提昇產生能量的效率。

總結來說，細胞健康的前提是擁有穩定的能量供應來源，意即當粒線體所獲取的電子數量越多，產能就越有效率，就可以產生足夠能量來維持人體健康。所以食物、營養都不是維持人體健康真正的關鍵，粒線體的電子供應是否充足才是決定性的決勝點。

攝取食物與光電效應都能產生電子

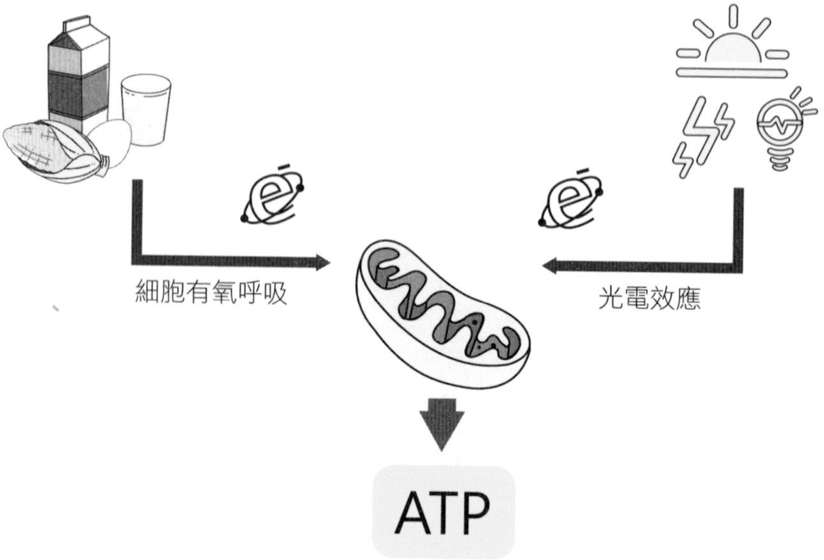

健康的粒線體只要有足夠的電子，就可以轉換出巨大的能量供應全身細胞所需。但僅僅透過攝取食物所能提供給粒線體的電子數量，對人體而言遠遠不足夠，如果又長期缺乏日照的話，就好比是人體這台法拉利跑車卻只添加次級的汽油，長期下來對引擎的耗損就很大。

原因在於攝取食物所產生的電子數量有限，加上消化過程需要的時間較長，過多的攝取也只是囤積在體內無法消化，而且食物在代謝過程中，還會產生使身體加速老化的自由基，再加上個人口味、偏好及過敏原等因素，會使我們所攝取的食物，並不一定能符合身體需求，甚至還可能因過敏、污染而增加身體負擔。

然而，光照能直接讓光子進入粒線體轉換成電子，不須耗時消化，也沒有過量囤積、自由基等問題。

兩者之間的差異，就像火力發電與綠能發

光照與進食的關聯性

我們都習慣靠進食獲取能量，如果有光照食量就會變少一些。

由左至右表示如果隨著擁有足夠的光照，食量會逐漸減少。

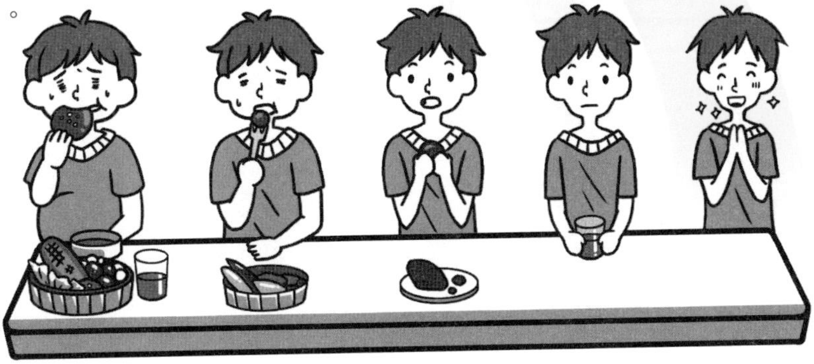

電，其中食物的消化與利用就像火力發電，過程中會產生煤灰，進而造成空氣和其它衍生性的環境污染，而光照就好比利用天然太陽能的綠能發電，在能量轉換的過程中就不會有污染的問題。由此可見，想要粒線體能得到更多電子，光照是更有效率的方式。

換個角度來看，如果我們能獲得足夠光照的話，粒線體的效率產能就會開始活絡，使人覺得精神飽滿能量十足，自然就會減少進食的慾望和攝食量。因此想要控制食慾，與其一昧地壓抑，增加光照迅速補充產生能量所需的電子，才是更好的做法。

電磁波、藍光、氘水、氟化物，會影響粒線體的產能和健康

此外，粒線體的健康程度也決定了細胞DNA在複製轉譯過程中的精確度，如果轉譯失敗率過高就會讓細胞產生變異，進而導致慢

【李博士小講堂】

何謂自由基？

在正常的情況來說，人體細胞內的電子都會是成對出現，但某些情況下卻會有不成對的電子出現，這就是所謂的自由基。

而原本正常細胞內的所擁有的成對電子被自由基搶走後，細胞就會開始氧化，進而弱化了細胞活性、導致細胞老化。

所以自由基對人體的影響是全面性的，比方說自由基如果影響到腦部細胞就容易使腦血管發炎退化，增加腦部病變的風險，影響到免疫系統的話就會引發過敏、免疫力降低。

自由基示意圖

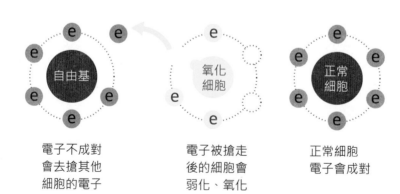

電子不成對會去搶其他細胞的電子

電子被搶走後的細胞會弱化、氧化

正常細胞電子會成對

• 自由基對人體的影響 •

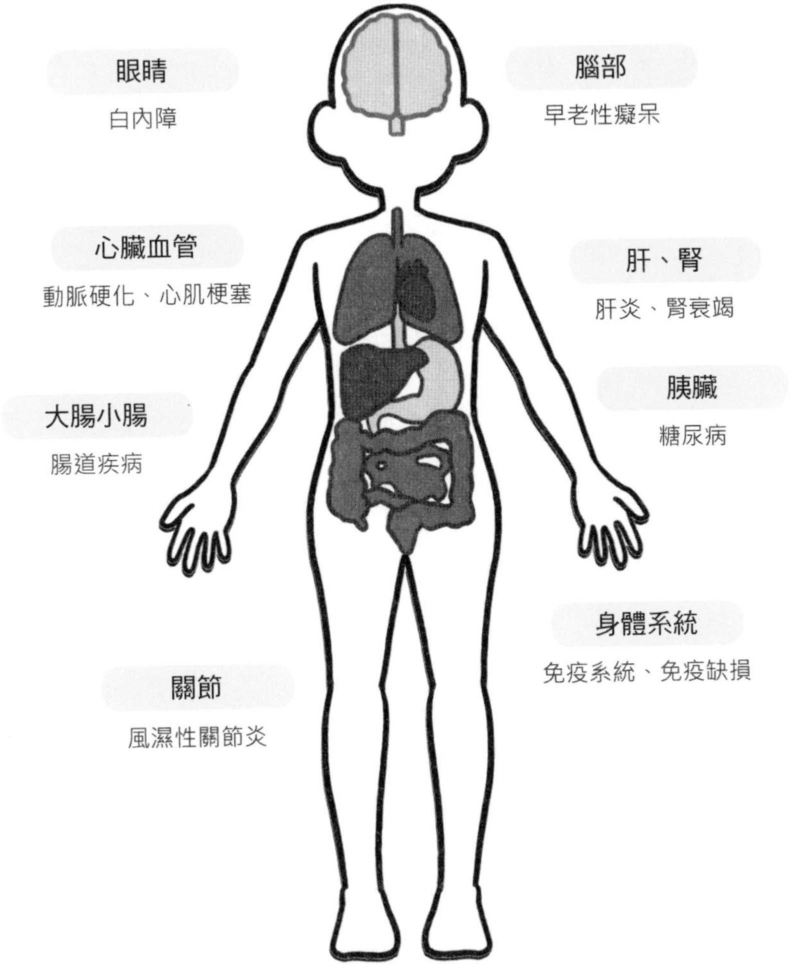
眼睛
白內障
腦部
早老性癡呆
心臟血管
動脈硬化、心肌梗塞
肝、腎
肝炎、腎衰竭
胰臟
糖尿病
大腸小腸
腸道疾病
身體系統
免疫系統、免疫缺損
關節
風濕性關節炎

性病、癌細胞的產生。所以給予足夠的電子，使粒線體得以維持健康，並且讓人體獲得足夠的ATP能量，其實是相輔相成的關係。

然而，影響粒線體產能和健康的因素，除了正常的老化過程，以及因進食效率不佳、缺乏日照而使電子的數量不足外，對現代人來說，生活中還有許多因子會嚴重影響粒線體產能和健康，其中常見且影響甚鉅的有：

1. **電磁波：**

手機、wi-fi、藍芽、家用電器、微波爐等電器用品，其電磁波所產生的電磁場會影響粒線體內電子的流動，或是直接破壞粒線體的DNA，導致粒線體產能不足，影響到細胞健康。舉例來說，胚胎時期，是幹細胞的分化與細胞複製、分裂活動最旺盛的時期，如果在過多電磁波的環境下，很容易造成不可逆的細胞突變現象。

2. **藍光：**

可見光中的紅光、近遠外線能透過光電效應，促進粒線體的效率，但藍光卻會產生完全相反的效果，使得粒線體產能效率下降。目前我們的生活中有大量人造光源、LED照明以及會大量使用手機、平板、3C產品，這些過度的藍光除了會影響粒線體的健康，也會危害人體視網膜及生理時鐘，並且也會帶來其它健康隱憂，其影響將在第五章有更詳細的介紹。

3. **氘（ㄉㄠ）水：**

又稱為重水，是氫的同位素，但是重量與體積遠大於氫。在正常情況下，粒線體中的能量列車在到達終點站時，大量氫離子會一湧而上通通衝入終點站，這股巨大的壓力就會轉動能量大轉盤，產生出ATP能量供人體使用，但氘離子卻會因體積過大而塞住匝門，再加上重量過重也會使能量大轉盤轉速變慢，讓產能效率下降。

一般水都含有一定濃度的氘，這是自然界正常的現象，但在重複煮沸的水，或長時間熬煮的湯汁裡，氘的含量就會大幅升高，攝取後就會影響粒線體的運作。

4. 氟化物：

根據研究，氟化物會阻擋粒線體吸收紫外線，造成粒線體急速退化，同時氟化物也會破壞大腦主宰養份供應、以及免疫系統代謝功能的神經膠質細胞，導致大腦養分供給和免疫力下降，而容易產生發炎現象。

但在我們的日常生活中，含有氟化物的產品卻是隨處可見。例如，牙膏裡添加有氟、抗生素和大部分的西藥、甚至在自來水中都直接加入了氟。鼓勵幼兒的牙齒塗氟做牙齒保健，其實是備受爭議的行為，雖然氟化物阻擋了細菌避免蛀牙，卻同時導致牙齒的退化。

生活小知識

一個小動作，在家就能自製「去氘水」

所謂的「去氘水」，就是水中氘含量在五十 ppm 以下的水。想獲得去氘水，可以利用氘水凝固點為三・八℃，沸點為一〇一・四℃的物理特性，先將水置入冷凍庫，趁尚未完全結成冰塊之前，把未結冰的水倒出來使用，這些的水的含氘量就會降低，對健康有益。

看更多說明

【李博士小講堂】

如何避免飲用含氘過量的水？

自然界中氫、氘是同位素，但氘卻比氫多了一個中子，因此氘的體積和重量都比氫大上數十倍。氧與氫結合時會形成水分子，如果氧與氘結合則會形成氘水，也就是俗稱的重水，由於其穩定度相對較高的特性，一般都被運用在核能反應爐中。

先前我們曾提到，當所有電子在第五站終點站通通下車的時候，之前所有被趕出去的氫離子會排隊等候進入終點站，進而轉動終點站的能量大轉盤（ATPase）、釋放出能量ATP供細胞使用。

由於氫、氘是同位素，所以這時氘也會跟著氫一起跑進來，但因為氘的體積過大會塞住通道，重量過重會讓轉盤速度減慢，於是便會降低產能效率。這樣一來，不但沒有足

氫與氘的比較圖

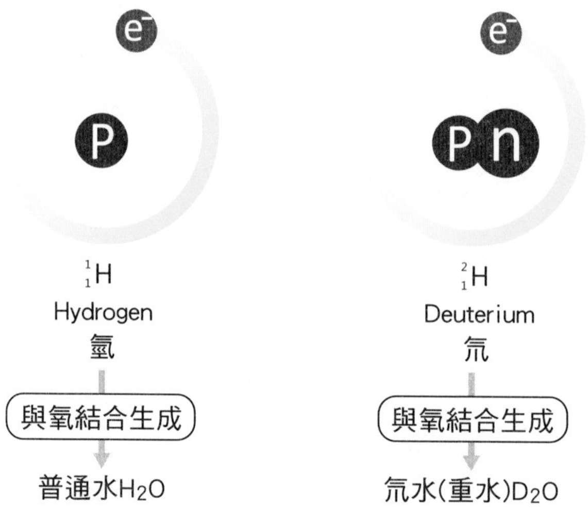

夠的能量可提供細胞做正常代謝，並且在細胞DNA複製的過程，變異率也將會大幅提高，進而展開慢性病的三部曲。

科學研究(註)指出，人體內的氘含量如果過高，會阻礙細胞內粒線體的運作、加速細胞老化，同時體內氘的含量也與癌症發生率有關。長期飲用高濃度的含氘水，是體內氘堆積的主要因素，因此避免飲用含氘量過高的水、以及降低體內氘的含量，是維持我們健康、預防癌症的一個重要密訣。

那麼，我們該如何避免飲用含氘量過高的水呢？

首先是避免攝取重複煮沸的水或長時間熬煮的湯汁，因為滾沸時水分會持續蒸發使水量變少，而由於氘水沸點較高（一〇一·四℃），氘會滯留在水中較不易蒸發，而使得氘的濃度變高。

另一個是避免飲用重複電解的水，因為電

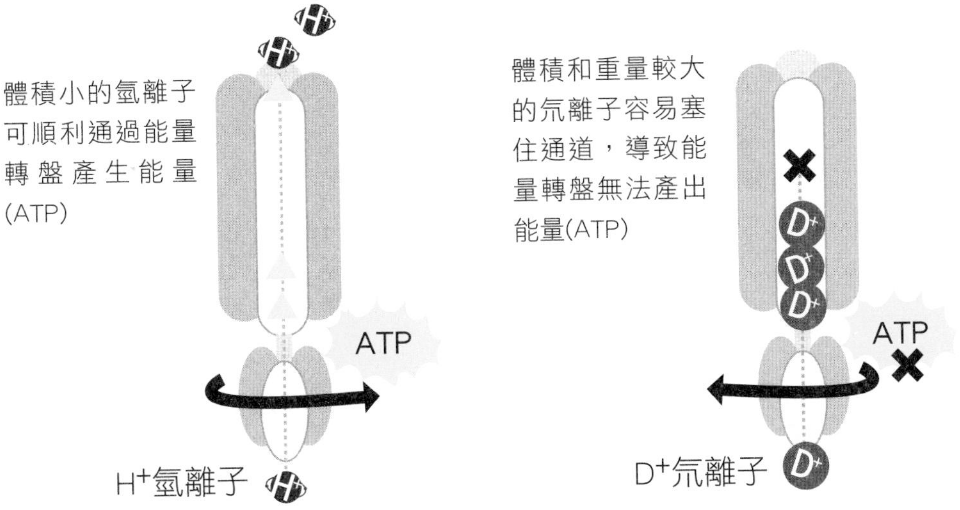
體積小的氫離子可順利通過能量轉盤產生能量(ATP)
ATP
H+氫離子
體積和重量較大的氘離子容易塞住通道，導致能量轉盤無法產出能量(ATP)
ATP
D+氘離子

解水在電解過程中會釋放水中的氫氣，進而導致水中的氘濃度上升。

此外，自然界中的水，平均大約含有一百五十ppm的氘，其中在地球南北兩極的水，氘的含量較低（八十五至一百三十五ppm），越接近赤道的水，氘的含量就會越高。

此外，水平面的高低與氘的含量也有著直接的關係，像高山溶化的雪水或天空中的雲，含氘量較低，而靠近海邊的海水、低窪地區的水和地下水則含氘量較高。因此慎選水源，也有助於避免飲用含氘量過高的水，例如長期飲用地下水，對於健康就不是一個明智之舉。

註　資料來源：RUKMINI DARAD and A. S. AITAR,《Journal of Biosciences》1982, 6

4-2 「活化粒線體」靠生活習慣

從個體的角度來看，粒線體的狀態良好、細胞可以正常運作，我們身體機能就越佳。而粒線體的活躍與健康狀態，關係著供應ATP能量給細胞的效率，影響了我們的健康。只要籍由下列簡單的小方法，就能輕鬆活化細胞粒線體。

曬太陽、泡冷水、赤腳踩地，輕鬆活化細胞粒線體

1. 多曬晨光和夕陽

充足的日照，特別是晨光和夕陽能活化粒線體，因為這兩個時段的陽光的主要成分是UVA、紅光與IRA，能促進維生素A和維生素D的生成，且當中近遠紅外線IRA就占了四十二%，能幫助活化細胞。同時，由於晨光和夕陽的強度較低，所以對光照耐受度較差的人，不妨利用太陽剛升起的半小時和太陽下山前的半小時這兩個時段來曬太陽，再依照個人耐受度，慢慢訓練把曬太陽的時間拉長。

除了時段，會影響日照效果還有光線組成。一般來說，緯度越接近赤道，太陽直接照射，其光線組成較為穩定且飽滿，相對的，南北兩極因太陽穿過大氣層時產生很多的折射效應，光線就較為不足。此外，高山

上的陽光，紫外線會比平地來得充足，以台灣為例，南部較接近赤道，因而南部的陽光組成會比北部佳。

2. 多洗冷水澡

我們已經知道，當粒線體的能量列車速度變快或是電子數量變多，ATP的產能的效率就會變好。但在此之外，其實還有一種方式能提高產能，就是縮短能量列車各車站間的距離。只要各車站間的距離縮短，那麼能量列車到達終點站所需要用的時間就會大幅減少，產能效率自然就會增加。

那麼，怎麼做能縮短車站間的距離？答案是「低溫」。可以浸冰水、洗冷水澡或手腳泡冷水，但要量力而為。

因為當我們處在低溫環境下的時候，身體細胞自然就會反射性的開始產生大量的近遠紅外線來發熱幫助維持體溫，一旦細胞本身溫度提升了，粒線體內的蛋白質就會因受熱而膨脹，我們可以試著想像一下，由於每一個車站都因受膨脹而使其體積變大，也就因此縮短了各車站間的距離。

另外，細胞本身因為低溫所產生的近遠紅外線，也能在粒線體內產生光電效應，幫助增加電子數量提昇效率。

3. 每天赤腳踩地

現代人的生活，大部份的時間都待在室內，外出則一定都會穿鞋，在長期與地球表面絕緣情況下，我們的身體會與地球產生電荷差，使細胞因缺乏電子而無法成對。此時只要每天抽點時間，在戶外直接光腳踩地，讓地球能夠提供足夠的電子給我們的身體。

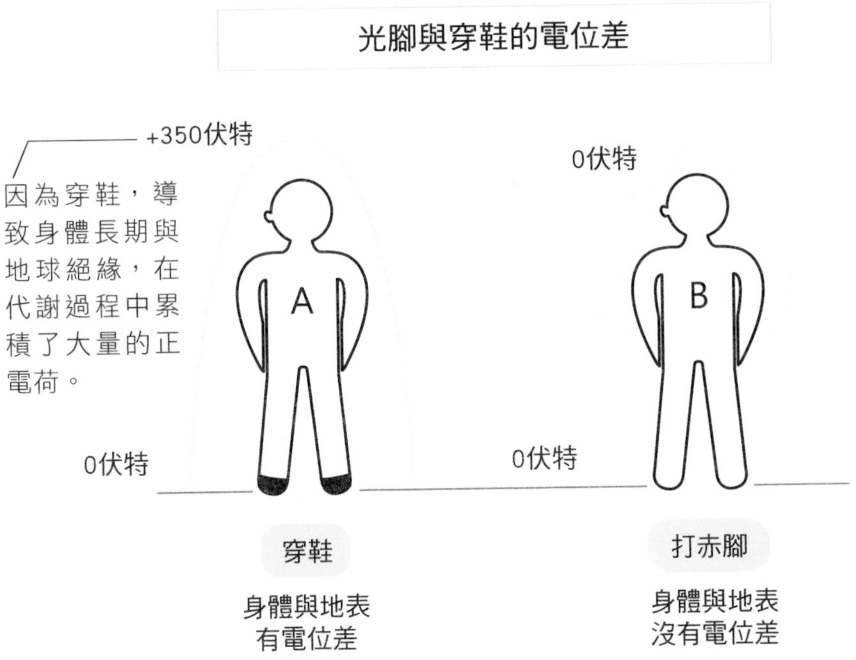

喝好水（結構水&含氫水），提升細胞健康狀態

結構水：符合細胞內水分子型態、最能被細胞所應用

生活中看似普通而平凡的水，其實並不如我們所想像的那麼簡單。在傳統對於水的認知裡，水只是具有三種不同的狀態，會依其所處的環境改變它的物理結構，例如在常溫的環境下水是液體的狀態，低於攝氏零度時會膨脹變成固體的冰，在超過攝氏一百℃的高溫環境下的話則會變成氣體。

雖然水在通常的情況下大多是以水分子團的形式存在，但美國華盛頓大學水研究權威 Dr. Pollack，Gerald 卻發現，人體細胞中的水分子，並不是我們所以為的一般水分子 H_2O 型態，而是結合成水的第四種型態 H_3O_2，這種型態讓水會呈現規律的六角形幾何板塊結構，

人體細胞內水是呈六角形結構水的型態存在

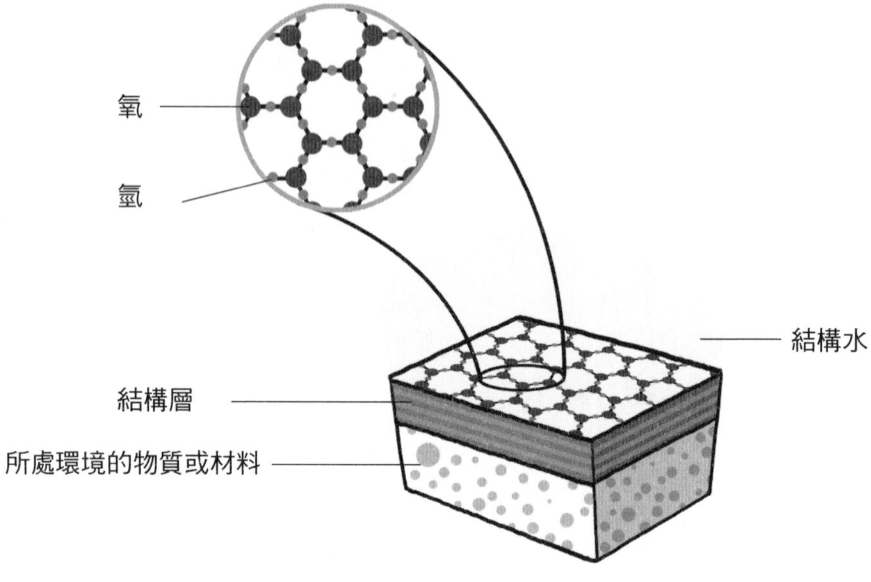

也就是以所謂的「結構水」形式存在人體細胞中。

一般來說結構水不像我們生活中的水那麼常見，需要在特定的環境條件下才會生成。大家可以仔細觀察一下，為什麼天空中的雲朵是成塊狀，而不是以水蒸氣的狀態散布在空中？為什麼早晨的露珠會呈現球形而不會散開來？其實這些特殊的現象都是因為結構水具有純粹的負電荷、良好的導電性和表面張力所導致的。

而我們細胞內這種特別的結構水，不僅帶有純粹的負電荷，又具有會排除其他雜質的特性，因此能夠活化細胞內的蛋白質、協助細胞進行各種代謝活動，同時還會影響細胞內各種蛋白質、酵素的活性，並且增強粒線體產能效率、降低血液黏稠性，因此對人體健康來說非常重要！

粒線體內的水自然也是以結構水的形式存

結構水的負電荷能提高細胞活力

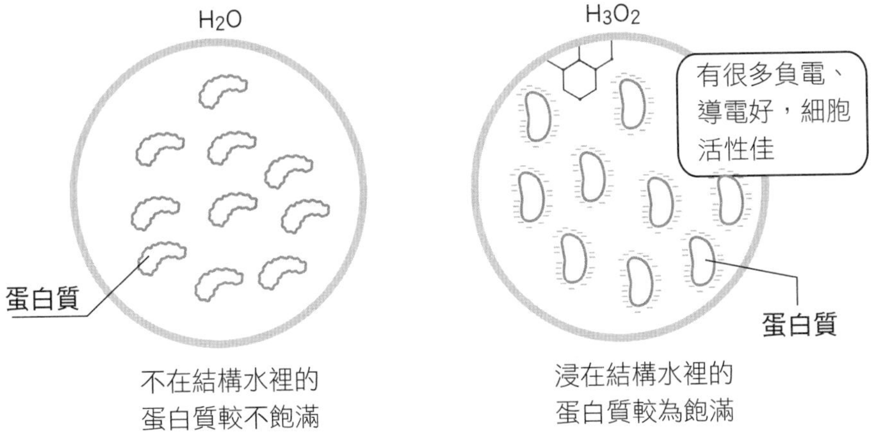

在，只是為了要確保粒線體內所含水份的絕對純淨，所以粒線體內的水分子，是在進行電子傳導鏈作用時，將所產生的氫離子與氧離子結合而成，並不是直接從細胞外獲得。

但即使如此，讓身體細胞獲得充足的結構水，可以提升細胞內各種酵素與蛋白質的活性，增強細胞的健康狀態，的確是不爭的事實。因此，我建議日常生活中，可多用以下方式，幫助增加細胞內的結構水：

①**喝天然泉水**：自然界中來自地底深層的泉水，從複雜地底板塊湧出的過程中會與石頭碰撞，產生漩渦，就製造出了天然的結構水。

②**喝新鮮蔬果汁**：植物細胞內的水即為結構水，所以攝取新鮮的蔬果汁是獲取結構水經濟實惠且便利的方式。

③**多曬太陽**：陽光中含有遠紅外線與紫外線

（兩百七十奈米）的成份能幫助結構水的生成，所以曬太陽能使人體最直接、最有效率的產生結構水。

④**接地：**前述提到，地球會提供足夠的電子給我們，只要每天打赤腳踩地，把電子導入體內，細胞就會形成負電荷，即能產生結構水。

含氫水：抗氧化、抗發炎，還能抑制腫瘤生長

醫學上已經有多篇文獻指出，氫氣對人體健康有很多好處，其中最重要的特性有：

①**抗氧化：**氫離子剛好能夠和缺乏成對電子的自由基相互結合，把不穩定的自由基中和。例如羥基（OH-）是很不穩定的自由基，對人體DNA有很強的破壞力，當遇到氫離子時，兩者一拍即合，變成穩定的水。

②**選擇性的抗氧化：**氫氣只會中和最具細胞毒性的自由基，例如羥基，但對於一些能促進細胞免疫和代謝功能的自由基，例如，過氧化氫、一氧化氮、超氧化物等則不會起任何反應。

③**優良的滲透性：**由於大部分自由基都是在細胞內粒線體所產生的，分子太大的抗氧化物其實無法穿透細胞，就無法到達自由基密度高的地方。而氫是所有已知的抗氧化物中體積最小最輕、穿透性最好的，例如維生素C的重量是氫的八十八倍、CoQ_{10}是氫的四百三十一倍，所以氫能夠輕易滲透到細胞內。

④**增加產生能量ATP的效率：**在前述曾介紹過，由於粒線體的電子傳導鏈在前四個車站裡，電子會把氫離子趕出車站而產生還原電位差，而這些被趕出去的氫離子有可能因為與過多的自由基中和而耗損掉，使得氫離子

數量過少，還原電位差跟著降低，以致於在最後第五個車站要啟動能量轉盤時的力量不夠，導致粒線體的產能效率下降。此時若能補充氫氣，就能提升還原電位差，增加粒線體產生能量ＡＴＰ的效率。

由此可見，飲用「含氫水」對於總體健康和細胞活力的提升很有助益。因此，近幾年坊間開始流行能生產含氫水的水杯或水機。

但要注意的是，一般傳統的方式是透過電解水或是利用鎂氧化還原的方式來製造出氫氣，所以在產生電解水的過程可能會有金屬殘留的問題，而氧化還原的方式則會有氧化鎂的產生，長期飲用可能會對人體造成傷害。

此外，由於氫氣是一種極不穩定的氣體，因此生成的氫水是有時效性的。換句話說，我們不但要讓氫氣可以溶解在水中，還要有辦法能排除製造過程所產生的重金屬殘留和氧化鎂，最後所產出的氫水又要可以透過飲用的方式，有效的讓人體各個器官運用才行，而這也正是運用在日常時所面臨到的最大考驗。

• Chapter • 5

瞭解「光」的科學：

自然光是細胞修復的關鍵

光能直接影響細胞，用對了養生、用錯傷身！

上一章我們提到陽光中的光子能夠直接進入粒線體內產生光電效應，提升ＡＴＰ能量的產能效益。換句話說，光可直接以能量的方式影響細胞。

實際上，光對人體影響巨大，曬太陽有哪些好處？陽光中的紫外線對人體會不會有什麼不良影響？我們近年常聽到要「抗藍光」，但藍光真的沒好處嗎？這些與我們切身相關的生活議題，接下來就讓我們一同來瞭解。

5-1

「光」可提高細胞產能、掌管人體的生理時鐘

大自然的陽光組成中，各種不同光譜的光線，會對植物與動物產生不一樣的反應，例如植物葉綠素會吸收綠色和藍色的光譜進行光合作用，透過能量的轉換，將二氧化碳和水轉化為葡萄糖和氧氣。

而對人類來說，光更是不可或缺，人類不僅需要陽光所滋養的萬物作為食糧，科學家更發現，人類無法生存在沒有光的環境下，因為人體本身的運作，實際上與光有著密不可分的關係。

想知道光到底對人體有哪些具體的幫助，首先我們得先了解人體如何接收光波。此時聰明的你一定會想到，是由包裹在身體表層的人體最大面積的器官「皮膚」負責「接收光波」這個重要工作。

沒錯！皮膚上有一種特殊的光感受器可以幫助人體接收光波，但你一定不知道，這個特殊的光感受器其實並不僅存於皮膚之中，同時也存在我們的視網膜和血管（動脈管壁）裡。

皮膚、血管、視網膜，負責為人體接收光波

在過去的醫學認知裡，認為視網膜只具有柱狀細胞和椎狀細胞，只能接收可見光（VIS）的頻率，但近幾年卻發現了第三種視網膜接受器，這種特殊的光感受器被稱為「黑視素」（melanopsin）或「神經視蛋白」，可以幫人體接收到不可見光中的長波段紫外線

黑視素會協助人體生理時鐘的運作

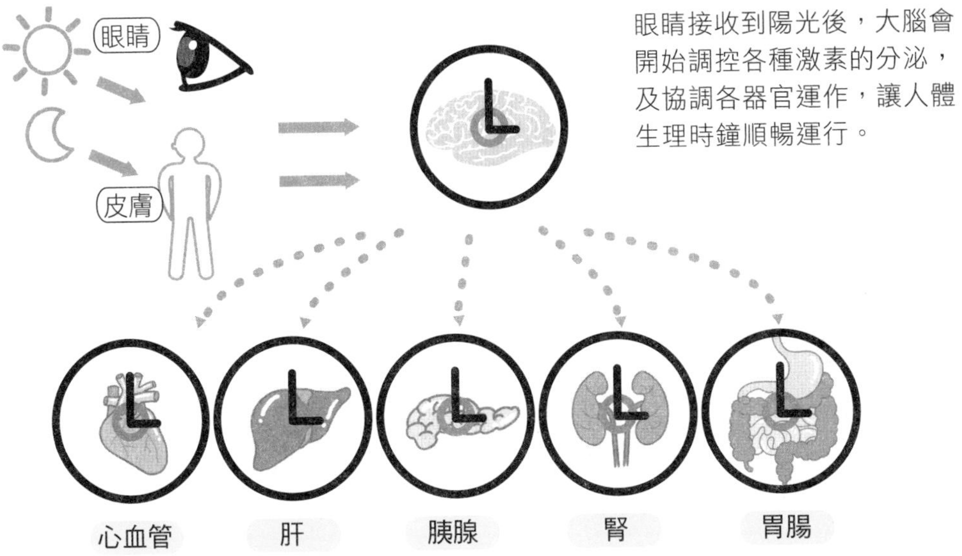

眼睛接收到陽光後，大腦會開始調控各種激素的分泌，及協調各器官運作，讓人體生理時鐘順暢運行。

（UVA三百二十到四百奈米），而在我們的皮膚和動脈管壁裡，同樣也發現有黑視素的存在。

黑視素主要的功能在於控管內分泌系統、幫助人體調節生理時鐘。以視網膜中的黑視素為例，當它接收到特定光波，就會把調控訊號經由視上神經交叉核傳至下視丘，讓腦下垂體分泌特定激素，協助全身荷爾蒙控制，全身器官、五臟六腑才能照它們該有的秩序和諧運作。

例如腦下垂體所分泌的褪黑激素，用意就是在提醒我們「該準備休息了」，我們才能因此在該休息的時間好好休息，進而讓身體各器官、組織能進行深層修復，達成生理時鐘調節的目的。

此外，由於黑視素存在於視網膜、全身皮膚和動脈管壁中，因此皮膚、血管以及視網膜都能收到光線訊號，而大腦則會將接收到的光線訊號相互比對矯正，以此計算出多久後讓身體開始分泌褪黑激素。所以只要觀察一下大自然中的生物就可以發現，除了夜行性動物之外，所有生物幾乎都是依照日出而作、日落而息的自然規律在生活。

中醫經絡理論和節氣養生觀，也與「光」有關

透過視網膜、皮膚和血管中的光感受器，讓我們可以接受光波，並在感知光照時，啟動人體生理時鐘，開始運作大腦的松果體、腦垂體和下視丘，調控分泌各種激素的效率。當光照不足，或是在不對時間接收到不對波長的光，就會導致生理時鐘混亂。

所以近年我們常聽到醫界呼籲大眾不要在睡前滑手機，其原因不僅是擔心藍光對眼睛的傷害，還有晚上大量使用3C產品、曝露在過多藍光的環境中，會嚴重影響睡眠品質，使大腦無法好好休息，人體生理機能也就會因而失序，長期下來就會傷害各個器官導致開始產生病變。

事實上，生理時鐘的運作原理在傳統中醫也能得到相對的應證。根據中醫的經絡理論，我們全身的十二條經絡，在一天二十四小時中，會各自有能量活動特別旺盛的兩小時，而每條經絡還對應著身體不同的臟腑。

此外，由於陽光對地球的照射會因不同的季節而有所改變，因此我們的經絡狀態也會跟著季節變化。由此可知，中醫的經絡理論和節氣養生觀背後確實具有非常科學的立論基礎，而中醫的經絡調理，其實與人體生理時鐘的運作有很強的關聯。

經絡循行時刻圖

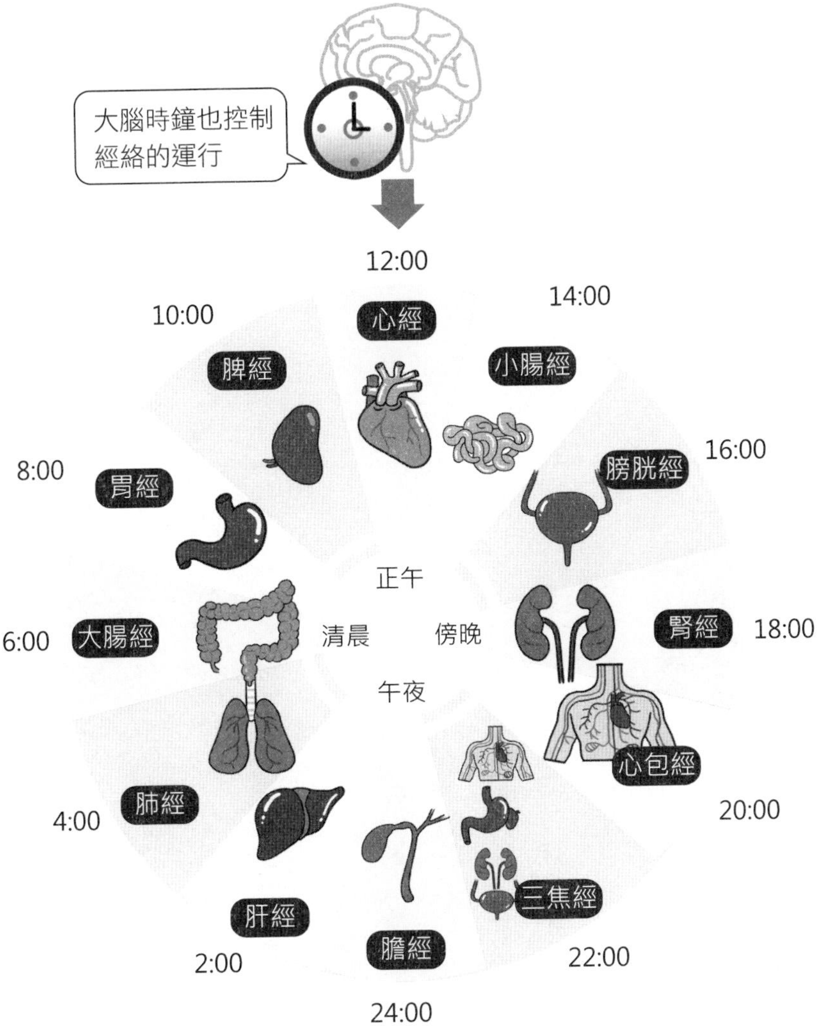
大腦時鐘也控制經絡的運行
12:00
心經
14:00
小腸經
16:00
膀胱經
18:00
腎經
20:00
心包經
22:00
三焦經
24:00
膽經
2:00
肝經
4:00
肺經
6:00
大腸經
8:00
胃經
10:00
脾經
正午
清晨
傍晚
午夜

5-2

秒懂陽光的成份功效！各種光波影響大不同

在上個章節「活化粒線體」，曾提到晨光和夕陽這兩個時段的陽光，主要成分是紫外線A（UVA）、紅光與近遠紅外線（IRA），可以更有效率的協助啟動免疫系統，對人體很有助益。

由此可知，不同的光線成分，對人體有不同的影響，像是人們每天起床看到晴朗的天氣，會不自覺有愉悅的好心情，而陰雨天則容易讓人變得懶懶地提不起勁，就是這個原理。

陽光能促進維生素A、D生成，同時協助啟動生理時鐘

所謂的光線成分，指的是不同波長的光線。自然界中的光，我們可依人類肉眼是否可見，區分成可見光（VIS）和不可見光。

顧名思義，可見光是我們所能看到的光，由紅、橙、黃、綠、藍、靛、紫這七種光譜所組成，而不可見光就是我們看不到的光，包括熟悉的紫外線、紅外線、遠紅外線等，且無論人類肉眼是否可見，所有的光其實都是一種電磁波。

「陽光」指的就是來自太陽的所有電磁波。地球經過大氣層過濾，陽光的組成按波長升冪排列共有紫外線C（UVC）、紫外線B（UVB）、紫外線A（UVA）、可見光和紅外線五種。

電磁波譜

電磁波按頻率分類，從低頻率到高頻率，主要包括無線電波、微波、紅外線、可見光、紫外線、X 射線和伽馬射線，人類肉眼可看到的可見光，在寬廣的電磁波譜中，只占了很小的一部分。

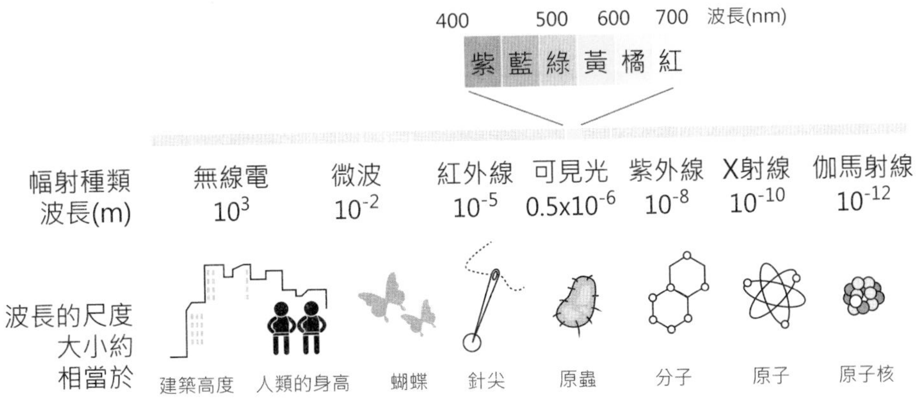

我們就陽光中的成分來探討曬太陽對人體的幾個重要功效：陽光中的UVA和UVB，能促進維生素A和維生素D的生成，增強人體免疫力並預防骨質疏鬆，其中UVA還能促進血管釋放一氧化氮，使血管放鬆、降低血壓與焦慮感，讓人感到放鬆舒適、思緒更清明、腦筋更靈活，同時協助啟動人體生理時鐘，調節身體需要休息與修復的時段，幫我們預約數小時後讓身體開始分泌褪黑激素，以促進睡眠品質與細胞修護。

而人體的血紅素則能吸收可見光中的紅光與紅外線中的近遠紅外線（IRA）來提升血氧濃度，加速細胞粒線體的電子傳導鏈運作，增強粒線體產出ATP的效率，達到活化細胞的效果。陽光中也含有近年常被討論的藍光，而且對人體來說還是必要的光，因為它能喚醒生理時鐘，告訴身體該醒醒、要開始工作了，並開始啟動腎上腺和腎上腺皮脂醇的分泌，讓我們有精力能應付繁忙緊張的一天。

晨光和夕陽是細胞修復機制的關鍵

人體會藉由許多重要激素的分泌來調控生理時鐘的運作、協助日常生理機能、以及協調器官間的運作秩序，各種激素都有各自分泌的周期規則及主掌事項，才可因應不同時段身體機能的需求。

例如讓我們能夠活力十足的腎上腺皮脂醇，分泌高峰期在白天，所以白天通常比較適合從事動態的、需要大量動腦或體力的活動，而提醒身體該休息的褪黑激素則是在太陽下山後開始增加分泌，因此晚上比較適合靜態的活動。

不曬太陽，當然會生病！

假如你白天時常感覺莫名疲累，習慣性需要靠咖啡或藥物提神，可能是你的腎上腺皮脂醇分泌產生了問題。晚上因為要準備休息，應避免過度亢奮的情緒和過多的外界聲光刺激，同時也要減少晚間的進食量，因為如果你的身體在休息但腸胃仍然在工作，大腦就無法獲得有效的休息，睡醒之後就還是會覺得很疲累。

曬太陽這件事，以及遵循日出日落的作息規律，啟動人體的生理時鐘和細胞修復機制的重要關鍵，而曬太陽與遵循日出而作、日落而息的作息規律，是最有效的方式。

不同時段的陽光有不同的波長組合，近代的研究已發現：早晨太陽剛升起的一小時內的晨光、以及進入夜晚一小時前的夕陽，這二個時段的陽光對人體而言，是最重要也最適合的光線組合，其主要組成包含有紫外線Ａ（ＵＶＡ）、紅色可見光、近遠紅外線（ＩＲＡ）。

當我們接收到這三個波長的光線照射時，身體細胞會形成光電反應，讓光子能直接進入粒線體，提升ＡＴＰ產能，不須耗時消化，也沒有過量囤積、自由基等問題，這種產生電子的方式會比攝取食物來得比較更有效率。

不同時段的陽光組合成份會有所不同

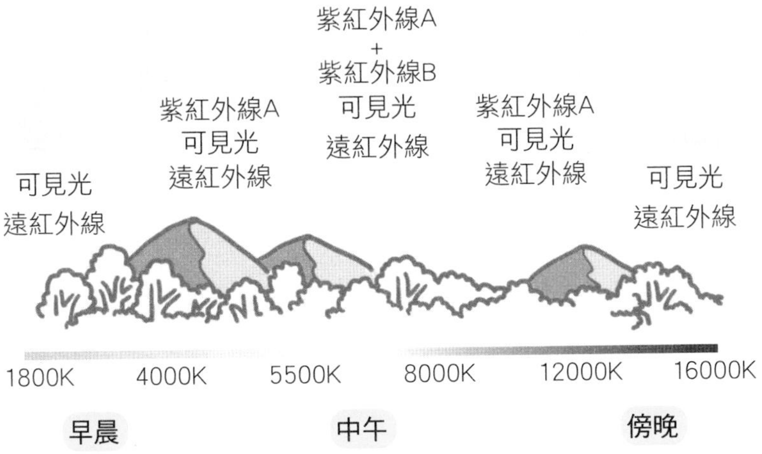

因此，我經常宣導日照的重要性，特別在清晨和傍晚，只要能抽點時間到戶外散散步、曬曬太陽，對身心健康將有極大的幫助。

一白遮三醜是錯誤認知，過度防曬反而容易致癌

傳統上認為一白遮三醜，許多愛美的女性深怕皮膚會曬黑、曬傷，把紫外線當成洪水猛獸一般，也對做日光浴避之唯恐不及。紫外線對身體來說真的不好嗎？其實這是一個被誤解的觀念。根據 David G. Hoel 團隊在二〇一六年發表於《Dermato-Endocrinology》期刊的研究顯示，一九三五年至二〇〇〇年間，曬太陽時間減少，罹患皮膚癌的人數反而增加。

陽光含有許多不同波長的光線，其中的紫外線波頻，由長到短分成UVA、UVB、UVC這三種波長。我們已經知道，UVA、UVB具有能夠協助調控生理時鐘、製造維生

素A和維生素D、啟動免疫系統等多種功能，對人體健康非常重要。

比較需要注意的其實只有UVC，這個波長在臨床醫學上被廣泛運用在殺菌、消毒、治療褥瘡和皮膚病，對人體組織（例如眼睛、皮膚）的確具有破壞性，但根據NASA的研究中顯示，當太陽光穿透大氣層時，臭氧層會吸收全部的UVC，因此我們日常所照射到的陽光其實不會有UVC的成份。比較需要擔心的是，目前南極臭氧層出現破洞，因此少量的UVC可以穿透大氣層到達地球表面，這對南極的生態來說，無疑是很大的挑戰。

曬太陽可以提升皮膚中膠原蛋白的修護能力

一九三八年防曬油問世時，主要的論述指出紫外線會導致皮膚癌，並提倡可以透過防曬油阻絕紫外線來降低皮膚癌的發生率。事實上，研究調查結果卻恰恰相反，隨著防曬產品的普及，皮膚癌人數反而從一九三八年後逐年上升，其原因正是大量使用防曬油後，阻隔了紫外線的吸收，造成身體無法製造足夠的維生素D，進而導致骨質疏鬆風險上升和免疫功能下降，因此癌症的發生率自然升高。

對現代人來說，隨著工作型態的改變，大部分的人都是在室內工作，反而更應該注意日照時間不足的問題，除非你經常會長時間待在戶外，否則並需要特別防曬。

當然，每個人的皮膚，對紫外線的耐受度會有不同，但是我們可以經過訓練來增強皮膚對紫外線的耐受程度。一般我會建議先從太陽剛升起和日落前各十五分鐘，再慢慢把時間拉長。由於早晨和傍晚的陽光中，含有大量的遠紅外線，可以提升皮膚中膠原蛋白的修護能力，如此逐漸地，皮膚抵抗紫外線的能力就會逐漸增強，也就不容易曬傷了。

5-3

人造藍光：現代人健康的頭號殺手

先前提到陽光中也含有藍光，而且它還能喚醒生理時鐘，啟動腎上腺和腎上腺皮脂醇的分泌，對人體來說是必要的光。但近年來許多新聞報導都指出，藍光會嚴重傷害眼睛並影響人體睡眠，對人體健康有很大的危害，「抗藍光」儼然已成為現代人最熱門的健康議題，這究竟是怎麼回事呢？

人造藍光色溫過高，容易傷害眼睛

人造光線的出現，本來就與自然法則相悖。古時人們在白天享受著陽光的照耀，晚上則是靠著月光和火焰來繼續照明，直到愛迪生在一八七九年發明了電燈，打破了百萬年來的自然定律，讓漆黑的夜晚也能夠燈火通明，於是我們在二十四小時的任何時間都能工作、學習，卻也改變了人類日出而作、日落而息的生活習慣。

一九九三年，中村修二發明了藍光ＬＥＤ燈，由於具有低耗能的特性，節省了大量能源，並能夠提高亮度，因此獲得了諾貝爾獎，被譽為是愛迪生之後的第二次照明革命。但事實上，這兩項發明雖然為人類生活的便利帶來極大的貢獻，卻也讓我們整體的健康產生了前所未有的危機。

其中顯而易見的是，自一八七九年以來，

隨著夜間照明的大量使用，各種慢性病和癌症的發生率也開始節節高升。而近年隨著LED藍光照明與手機、平板電腦等的3C產品的普及，情況更是越演越烈，各項文明病（例如小朋友的情緒障礙、大人的各種精神疾病、失眠、焦慮、高血壓、癌症等）的發生率急速攀升。

以兒童為例，智慧手機或是平板電腦已成為新一代父母不可或缺的育兒工具，然而便利背後所潛藏的危機，就是讓小朋友的健康在無形中受到了傷害，像在美國加州矽谷，它不僅是全美國平板電腦普及率最高的地區，卻同時也是全美國過動兒比率最高的地方。因此，隨著3C產品對孩童健康傷害的研究陸續出爐，最近法國已經通過法令：全面禁止手機進入中小學校園。

而人造光對人體健康的危害當中，又以「人造藍光」為最，其原因一是「色溫過高」，二是「使用過度」。首先在色溫方面：早晨太陽藍光的色溫是一千三百K（絕對溫標Kelvin），LED燈的人造藍光則高達五千二百K，我們日常使用的智慧手機或平板電腦一般採用的更是色溫超過六千五百K至七千K的背光元件，遠遠超出人體視網膜可接受範圍。

藍光會穿透眼角膜、虹膜、水晶體，直接傷害視網膜的感光細胞，因此長時間暴露在色溫過高的環境下，將加速視網膜的退化，使白內障、視網膜黃斑病變等眼部老化疾病的風險增加並且年輕化。最近新聞報導，十六歲的青少年因為長期使用3C產品導致白內障的案例，就是源自人工藍光對眼睛視網膜的傷害。

人造藍光加速細胞變異、有害健康

此外，藍光對健康也有全面性的威脅，因為藍光會啟動腎上腺和腎上腺皮脂醇的分泌，過

過度使用 3C 產品，小心失眠、焦躁、變老又致癌！

1 提高產生慢性病的風險	• 人造藍光會破使視網膜上的非色彩感光細胞，且視黑素對於藍光特別敏感，也因而影響人體接受光線和調節生理時鐘的功能。 • 此外，人造藍光還會破壞附著在視網膜上的維生素A的共價鍵，影響到維生素A的分泌量，進而導致身體維生素D不足，就造成了免疫系統的失衡，引發各種的慢性疾病。例如，骨質疏鬆、心臟病、認知功能下降、氣喘、免疫系統功能下降、癌症。
提高細胞老化、變異機率	• 手機或平板電腦所產生的電磁波，會干擾粒線體內電子傳導鏈電子的流動速度，加上手機面板光源主要是由藍光所組成，當細胞中的粒腺體接收到藍光時，會使粒線體內的電子跳躍速度變慢，而減少能量ATP的產能效率，長期下來粒線體就無法提供細胞正常代謝與DNA複製所需的能量。 • 細胞基因在複製轉譯過程中就很容易發生錯誤，因而提早退化，甚至還可能產生大量的自由基，使得細胞變異衍生出慢性病，進而轉化為癌細胞。
3 造成生理時鐘的錯亂	• 清晨陽光中的藍光會叫大腦起床，這時候腦垂體就會開始分泌激素，將生理時鐘調整為白天模式，讓我們有精神、有活力，並自動預約數小時後釋放褪黑激素的生理機制，使我們能在夜晚進入熟睡狀態並啟動免疫系統。 • 手機或平板電腦的藍光，被眼睛接收後會讓大腦誤認仍然要啟動成白天模式的生理時鐘，就讓腎上腺素持續分泌，抑制褪黑激素的釋放，影響睡眠品質，因此過多的藍光會造成生理時鐘的錯亂，導致失眠和免疫系統功能下降。
影響腦部發展、運作	• 手機或電動玩具的遊戲內容在過程中，提供了聲光效果的立即回饋，絕大部分的訊號都是在刺激左腦的反饋迴路，與一般傳統學習中需透過大量右腦的思考與耐心等待的過程不同。 • 在持續的聲光刺激下，腦部會分泌大量多巴胺，導致類似上癮的大腦興奮現象，因此會渴望藉由更多的刺激來滿足大腦對於多巴胺的需求。關於這一點在日常生活中其實不難發現，周遭打電玩的小孩會由於左右腦發展失衡，容易出現類似過動症、情緒管理，甚至暴力傾向的問題，其實都可歸類在這樣的影響。

度暴露於藍光下，會讓生理時鐘錯亂，使大腦分不清什麼時候該休息，進而導致失眠、長期睡眠障礙、內分泌失調等文明病的產生，最後加速細胞老化病變，引發各種疾病。

同時，3C產品的聲光娛樂效果，也會讓我們的大腦過度亢奮而影響睡眠品質，讓人不易入睡，長期下來，身體無法進入熟睡狀態，就導致啟動人體免疫修護系統的褪黑激素分泌不足，進而使得粒線體產能效率下降，影響了細胞轉譯精確率及細胞修復機制，而這正是各種病變、慢性病的前奏。

6個自保撇步，讓你與3C健康共處

現代人生活中過度依賴3C產品帶來的便利性，而今過去被忽視的健康風險已漸漸受到重視。如何避免3C產品的潛在危機？下列幾點自保之道，請務必注意：

①**少用3C**：減少手機、平板電腦使用時間。

②**增加日照時間**：曬太陽能調整生理時鐘、提升免疫力、預防慢性疾病、延緩細胞老化。

③**開啟手機、平板電腦去藍光模式**：現代人因為已經非常依賴3C產品，在使用前記得開啟去藍光模式，給自己多一份保護。

④**選擇仿太陽光譜的光源作為室內照明**：現代室內充滿大量人造光源，其中LED燈的藍光由於色溫過高（五千兩百K），已經超出人體視網膜可接受範圍，如果可以的話就盡量避免過多藍光的LED燈源照明。

⑤**夜晚避免使用過多的照明設備**：除了第④點提到的人造光源危害外，由於生物天性就是依照生理時鐘日出而作日落而息，協助調控生理機制的內分泌有各自負責的功能及分泌高峰期，夜間過多的照明，會令大腦生理時鐘判斷產生混亂，影響細胞修復與免疫力。

⑥**在室內和夜晚配戴去藍光眼鏡**：室內和夜晚都有大量人造光源，配戴去藍光眼鏡可減少對視網膜的影響。

5-4

運用光波進行治療，已成為未來醫學的主要趨勢

運用光波活化大腦特定區塊，改善阿茲海默症等腦部退化性疾病

光對人體有許多好處，所以我們鼓勵大家多曬太陽；但隨著醫學科技的進步，運用光來促進健康的方法可不只如此而已。事實上，主流醫學早已在臨床上運用了不少有益的光波來為患者進行治療，例如在復健醫療領域利用低功率的近遠紅外線雷射光進行患部治療。

近幾年也有科學家試著運用遠紅外線穿透人體的特性，來取代既昂貴、又會對人體造成傷害的核磁共振（ＭＲＩ）診斷方式。

在腦神經的復健中，也常利用不同光的刺激來活化大腦特定區塊，例如用較慢頻率的紅光活化右大腦，或是用頻率較快的藍紫光活化左大腦，並且試圖透過光線直接活化退化部位的腦細胞，例如用近遠外線來治療阿茲海默症、帕金森症等腦部退化性疾病。

帶眼罩可以減少光線對腦的刺激

改變進入兩眼的光線角度，也有活化大腦特定區塊的效果，例如由左側四十五度角進入兩眼的光線會活化右大腦，反之由右側四十五度角進入兩眼的光線活化左大腦（如下頁圖）。

而從眼球上方進入的光線可以活化大腦的顳

進入兩眼的光線角度不同，有不同的活化大腦效果

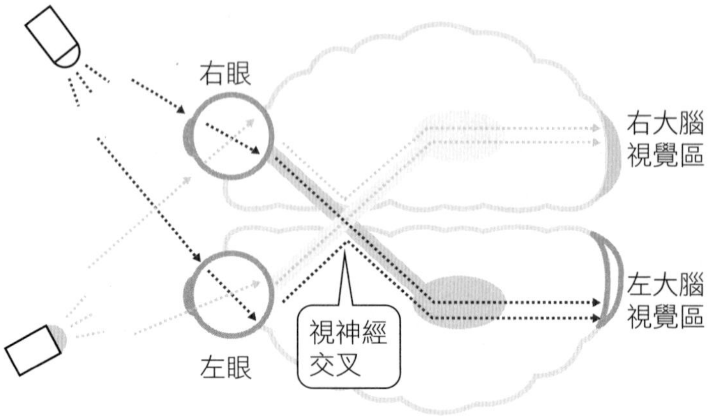

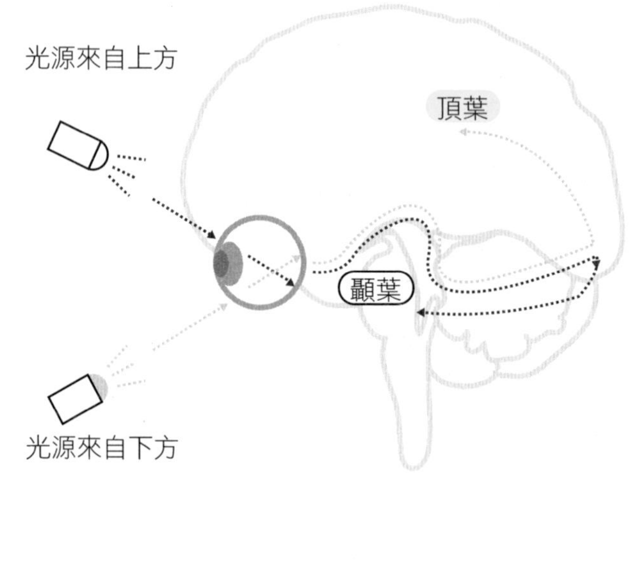

葉，從眼睛下方進入的光線，能夠活化大腦的頂葉。這在臨床上，常運用在大腦受損的中風病人，以及過動症、自閉症、情緒障礙等左右腦發展失衡患者的復健。

在臨床上常見的，還有中腦型發炎患者常有畏光、怕吵、淺眠無法進入深層睡眠、進入睡眠大約二到三小時會醒來、易怒等症狀，此時只要可以透過帶上眼罩、墨鏡和耳塞，就可以減少光線和聲音對中腦的刺激，幫助緩解症狀。

隨著醫學上對光的應用，光對人體的好處也已漸漸成為養生保健的熱門話題，相關產品也因應而生，像是能量手環或是手機防電磁波裝置，因成份中的特殊金屬具有發出遠紅外線波頻的特性，確實能直接影響粒線體的產能效率，達到細胞活化的效果。

值得注意的是，目前坊間有許多遠紅外線的產品，但品質良莠不齊，再加上不同波長所產生的效果也不一樣，哪種遠紅外線波長最有效？其實目前的研究尚未有定論，只能說見人見智。

總而言之，光線關係著粒線體的健康及產能，也就是說光線掌控了人體長壽基因與生理時鐘的奧秘。目前許多醫學研究都已經了解粒線體的重要，開始轉換研究方向，所以在可預期的未來，光線能量的運用，定然是未來醫學的重要趨勢。

• Chapter • 6

瞭解「頻率」的醫學：

波頻能治病，還能殺死癌細胞

每種疾病都有特定的頻率，而善用波頻共振

不只能治病、還能殺死癌細胞！

Future medicine will be medicine of frequencies.

未來的醫學將是頻率的醫學。

Albert Einstein
阿爾柏特・愛因斯坦

器官、組織的病變源頭是由細胞中的粒線體變異而起，而要想改變細胞內粒線體的健康狀態，使用藥物治療是無效的，因為藥物的影響只能停留在細胞外。

要改變細胞內的狀態，除了透過細胞離子通道的作用機制，最簡單的方法就是透過「能量」，也就是用上一章提到「光在粒線體產生的光電效應」，以及接下來所要介紹的「波頻共振效應」。

6-1

生活中的「波」與「頻率」有哪些？

所謂的「波頻」，其實包含了「波」與「頻率」。偉大的科學家牛頓，在三大物理定律的認知下，把我們目前生活的這個世界定義為物質世界。

他認為所有的一切都是由物質構成的顯相，任何事物都能拆解出其特定的結構，例如：鑽石和石墨的組成都是碳原子，只是排列方式不同，所以兩者價值雖然天差地遠，但只要經由高科技改變石墨的結構，就能讓廉價的石墨變成高價的鑽石。

看不到代表沒有嗎？物質VS.能量

在傳統的概念中，原子是代表物質的最小單位，而不同的質子、中子和電子組合會形成不同的原子量，進而構成了不同的物質。

如果把這些質子、中子、電子繼續拆解下去，最後物質的形態消失了，剩下能量就以「波」的狀態存在，並且這種能量態不會消失，只是改變成為不同的形態。

換句話說，物質只是能量狀態的其中一種表現形式。足夠緊密的能量才會形成具體的物質，結構太鬆散的能量尚不足以形成物質，則會以波的方式來呈現。雖然狀態改變了，其作用力還是存在，就算是看不到、摸不到，但無庸置疑的能量仍然用各種形式在生活中運作著。

愛因斯坦最有名的質能互換公式：E＝MC2，也印證了同樣的原理。E代表能量，M代表質量，C代表不變的光速。當我們把公式以M=E/C2表示時，就能發現到物質的質量跟能量其實是一體兩面的。

愛因斯坦的質能互換公式

$$E = Mc^2$$

↓

$$M = E/c^2$$

質量　能量　光速(常數)

能量與質量呈正比

這個概念似乎也頗能呼應佛經所云：色即是空、空即是色。也就是說，如果要去窮究所有物質名相的根源，經過層層解構之後，最終都是回歸到無形的能量。因此所謂的物質，就是這些無形能量具象化的表現形態，而不論有形的物質，或是無形的能量，其實都是同樣事物一體兩面的顯現。

波的頻率越高，代表能量越強

波是能量的一種表現方式，天地萬物間存在著各式各樣的波。通常，我們將這些「波」以能量傳導方式來分類，也就是依是否需要傳導介質而分成下列二種形式：

1. 需要靠介質傳導的「機械波」：如聲波、水波、琴弦的震盪等。
2. 不需要介質傳導的「電磁波」：如光波、無線電波等。

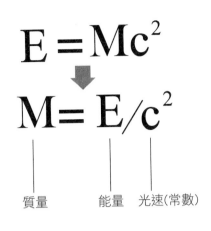

由此我們就可以更清楚先前提到的：所有的光——無論是可見光還是不可見光——都是一種電磁波。因為電磁波聽起來雖然好像是比較負面的名詞，但實際上只是波動分類的一種泛稱，並不只電器用品才有電磁波，而且對人體也並非全然有害。

至於頻率，簡單來說就是某樣事物在單位時間內發生的次數，像是心臟跳動的頻率，就是心臟每分鐘跳動的次數，而波的頻率則是單位時間內的波動次數，通常表示一秒鐘可完成幾個波。只要沒有其他耗損，一秒鐘可以完成的波越多，就表示頻率越高、能量越強，也因此沒有介質耗損能量的電磁波，其能量會與頻率成正比。

所有的生物，都是透過波頻在探索世界

在日常生活中，我們每個人隨時都會接觸到許多種能量狀態的波頻，並且無時無刻都在和各種頻率及不同能量態的波在互動著。

事實上，波和頻率的運用遠比想像中來的廣泛。地球上的眾多生物，也正是透過波頻來探索世界，例如有些魚類因為生活漆黑的深海裡，眼睛無法視物，因此發展成用聲波偵測來尋找食物、躲避敵人。或是鯨魚和海豚，會發出人耳無法判斷的高頻音波來溝通或是聲納定位。

人類當然也是，如同我們在第二章所提到，我們會對外界事物產生感知，是透過身體所有的感覺接受器（如眼睛、耳朵、鼻子）來蒐集所處環境的訊號，而這些訊號就是各種頻率及不同能量態的波，例如：「看」是由眼睛接收光波，「聽」則是由耳朵接收聲波，我們透過和各種波頻的互動，感受並生活在這個世界。

不過，不同生物的感覺接受器，可接收的波頻未必完全相同。一般來說，人類眼睛可接收的光波範圍是可見光三百九十至七百奈米，可以接收的聲波範圍是二十至兩萬赫茲，而不在這個範圍的波頻，我們便無法感知，因此對於眼睛看不到或耳朵聽不到的，人們總主觀的認為不存在，但實際上其他範圍的波頻仍然是存在的，就像鯨魚和海豚所發出的高頻音波，人耳雖然聽不見，但它確實存在。

我們所使用的電報、手機等通訊工具，運用的正是這個原理。所以手機傳遞訊息的頻率，雖然遠遠超過人體能夠接收到的範圍，但手機會將這些頻率接收後，轉換成我們可以接收到的聲音和影像的頻率，因此也可以說，手機是我們的人造接收器，藉由科技的運用，讓手機這個介面擴大了人體能夠接收頻率的範圍。

生活小知識

真的有「磁場」嗎？

除了波與能量之外，還有一種我們不容易感受的磁場。聽起來好像有一些神祕感，但許多的動物，例如候鳥、鯨魚的松果體都具有磁場感受器，能夠偵測到地球的磁場，這些動物就好像天生就有GPS導航裝置，腦海裡有無形的地圖，藉著這種功能，這些動物就能夠遠距離的遷移而不會迷路。

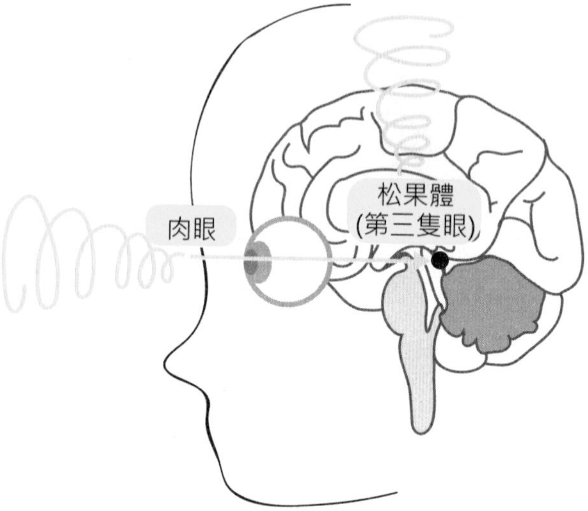

然而，當大海裏充斥各種無線通訊的電磁波，就會破壞了鯨魚和海豚的磁場接受器，導致這些動物方向感錯亂，時常就會有鯨豚擱淺在海灘上的新聞報導。

人類的大腦也有松果體的構造，俗稱第三隻眼或是天眼，位於眉心後方，能夠接收自然界各種磁場的訊號，甚至接收到聖靈的感召，而獲得靈感。

現代人這方面的能力大部分已經退化了，加上繁忙的壓力和緊湊的生活節奏，以及我們漸漸與大自然脫勾，使得原本敏銳的感官開始疲乏、退化，但是如果透過回復自然規律的作息，或是籍由打坐、靜心、禪修的方式，還是可以提升我們的敏銳度與接收訊息的能力。

值得注意的是，研究指出氟化物會導致松果體鈣化而失去功能，因此要避免含氟的飲用水，來保護你的松果體。

手機電磁波實驗

在現代人的日常生活中，手機早已經是生活必需品了，手機功能和便利性已經遠遠超越我們的想像，或許大家都知道電磁波和藍光會對健康有所危害，但在現代人對手機長時間的使用和重度依賴下，科技所潛在的健康危機仍然被大家所忽略。

那麼有沒有方法可以讓我們「看」到這些無形的危害呢？其實我們可以利用第一章介紹過的肌肉測試，來做個互動小實驗，您就可以親身感受到手機的影響力。

手機電磁波實驗

①測試者與受測者先練習第一章介紹的肌肉測試注意事項及步驟。

②測試者站在前方，施力按壓時先去感受受測者抵擋的肌力反應品質。

③請受測者拿著手機或是將手機靠在耳朵旁，測試者再次測試其肌力反應品質。

④撥打手機給受測者的手機，不用接通也沒關係，請受測者拿著手機或是將手機靠在耳朵旁，測試者再次測試其肌力反應品質。

通常在②讓受測者空手時都會不以為意，信心滿滿覺得一定能夠有力氣抵擋，但在③的時候，即使是拿著手機未做任何通訊，都可以明顯感受其肌力的改變。到了④肌肉力量就明顯的減弱，受測者即使是很努力想抵抗，也不太能夠抵擋測試者的按壓。

由於人體肌肉力量的反應是受到大腦所控制，因此在實驗中受測者直接感受到的變化是導因於大腦狀態受到電磁波影響所致。而手機的電磁波能夠直接穿透頭殼影響大腦正常運作，而在通訊中的電磁波對大腦的整體表現影響則更為嚴重。

是故在③和④的時候，受測者就會明顯感受到肌力抵擋的變化。通常來說，發育中的兒童由於大腦頭殼骨頭的厚度和正常大人相比來得較薄，使得電磁波更加容易穿透。也就是說電磁波的影響程度對兒童而言會比大人所受的影響更為嚴重。

目前市售的一些能量手環或是手機防電磁波裝置，因為成份中所含有的特殊金屬具有能發出遠紅外線波頻的特性，宣稱有影響粒線體的產能效率達到細胞活化的效果，可抵消電磁波對細胞的影響程度。我們也可以利用第一章介紹過的肌肉測試來驗證這些產品對自己而言是否有效。

如果回顧一下通訊發展的歷史，從2G、3G到現在的4G，速度和訊號強度已都大幅提升，而目前尚在發展中的5G手機通訊，必然是下一世代的通訊主流，然而其電磁波的訊號強度將會是4G的八百到一千倍。

並且5G是全面式的覆蓋，不像現在還有基地台和通訊死角的盲點，雖然這樣的進步確實能為我們帶來前所未有的便利性，但是隨之而來的隱憂對人類健康而言將會產生更重大的影響。

示範影片

6-2

能量醫學：運用波頻共振治病、殺死癌細胞

在對「波」和「頻率」有基本的概念後，對於「波頻共振效應」如何改變細胞內粒線體的健康狀態，我們就可以有更簡單的理解；其實就是運用能量來幫助粒線體恢復健康。那麼，接下來就讓我們進一步地了解，到底醫界如何運用看不到的能量？以及這些能量會對人體帶來什麼樣影響。

每種疾病都有特定的頻率

提到能量治療，相信很多人會覺得沒有根據，其實那是因為能量醫學發展較晚的緣故。由於微小能量的變化無法用肉眼觀察，也沒有儀器可以量測，通常只能透過人體主觀的自我感受，再加上在古典的物理學中，這些細微的能量變化常常被忽略不計，因此缺乏具有說服力的科學佐證，就成為能量醫學最大的盲點。然而，近代隨著於量子物理的發展，科學家逐漸發現精神和意識的狀態可以改變實驗結果，有形的物質與無形的能量是會相互影響的。

例如，女高音可以用她的聲波將裝水至半滿的高腳酒杯震碎，就是因為音波頻率與水杯所產生共振效應的能量，而震碎了玻璃杯。所以儘管看不見、摸不著、感受因人而異，甚至大

眾對能量的定義也眾說紛云，但能量醫學確實逐漸受到世人的重視，而醫界也確實開始逐漸接受能量的觀念。

一九三〇年代，美國的 Dr. Royal Rife 發現：不同的細胞在他所發明的光學顯微鏡下會呈現不同的色彩。這表示不同的細胞擁有著不同的頻率，於是 Rife 醫生利用了這個細胞特性，將機器所產生的特定振盪波頻，藉由共振去破壞癌細胞的細胞膜，結果發現這對癌症有很好的臨床效果。

可惜這項研究，因一九五〇年代美國聯邦政府禁止而停止，但近幾年又有科學家開始重新研究，想利用頻率共振的方式去破壞腫瘤細胞，並且在去年（二〇一八年）有突破性的發現，顯示共振頻率能殺死癌細胞。

此外，被推崇為量子醫學之父的爾本醫生也發現：任何的物質都有一個特定的波動和密碼，任何的非物質也有一個特定的波動和密碼。在看診的過程中，爾本醫生無意間發現到每種疾病都有特定的頻率，只要去平衡這個不正常的頻率，就可以治療疾病。

而人體細胞和各器官也具有各自的頻率，如果頻率改變、偏離了正常範圍，細胞或器官就會開始病變，此時若能給予正確的頻率，就能回復到原本的健康狀態。

德國順勢療法運用能量水治病

起源於二百年前德國的順勢療法，應用的也是頻率與共振的原理。這項療法會使用能量水進行治療。而能量水的製作，就是利用水當載體，將特定的物質頻率複製在水中。其方法是先將特定的物質放入一公升的水裡，經過搖晃振盪的過程，將物質的頻率複製在水中後，再從中抽取一毫升置入另一公升全新水中，並且再次搖晃振盪，如此重複前述的過程，重複次

順勢療法能量水頻率作用示意圖

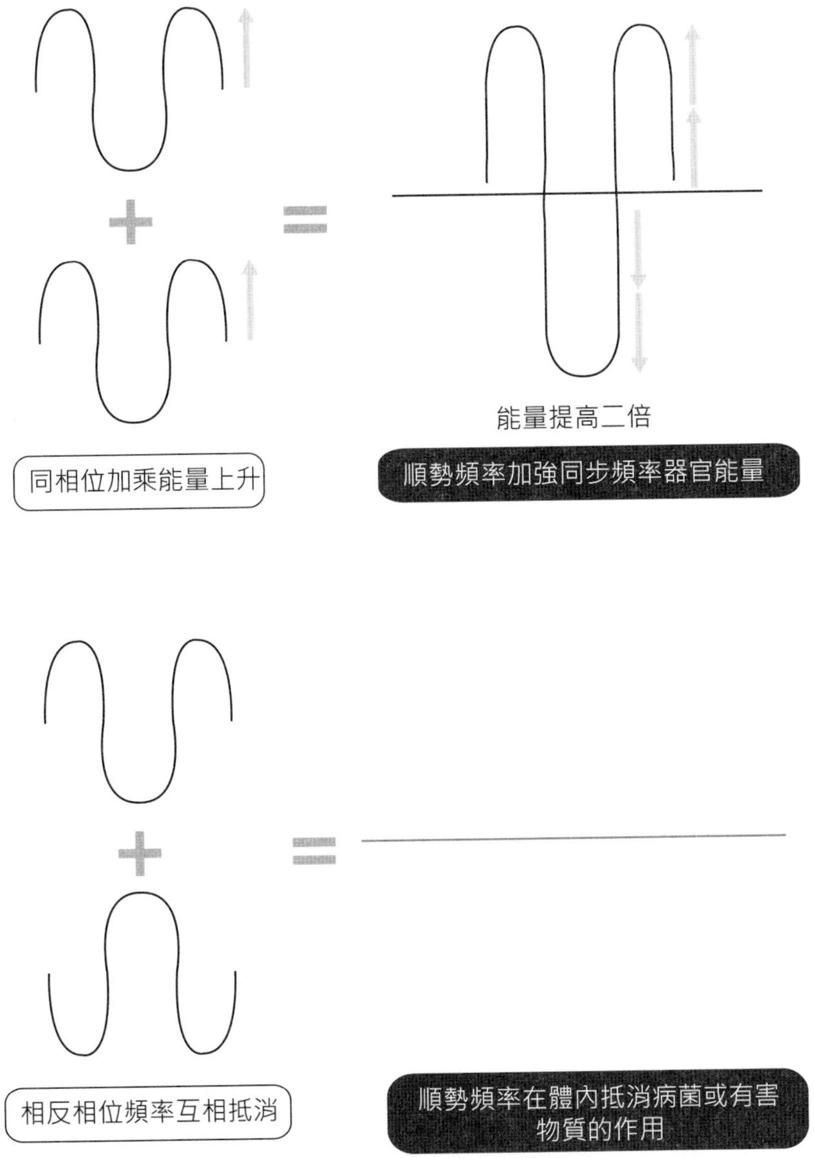
能量提高二倍
同相位加乘能量上升
順勢頻率加強同步頻率器官能量
相反相位頻率互相抵消
順勢頻率在體內抵消病菌或有害物質的作用

一滴水治病的原理

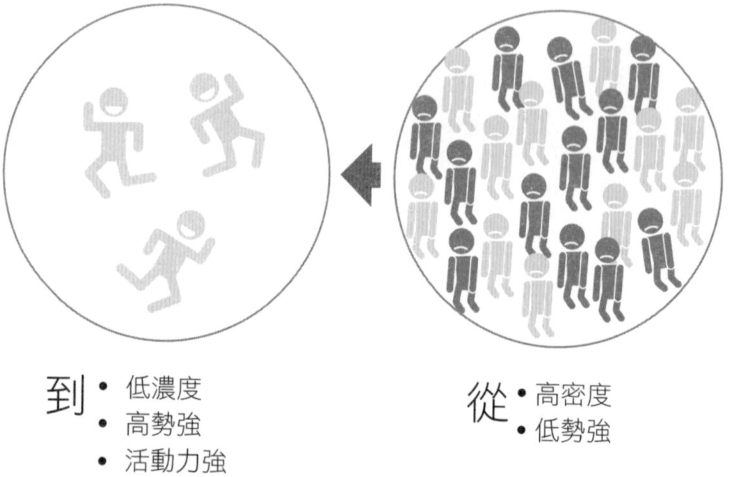

數越多，頻率的能量就越大，以獲得所需要的能量水。

很多人會覺得納悶：姑且不論物質頻率的效果，重複只抽一毫升加到一公升的水中，等於不斷稀釋，效果不是應該越來越差嗎？的確，以傳統醫學化學角度來看，劑量濃度越高藥效越強，所以依照藥物化學的角度，重複次數越多次代表濃度越低、藥效越差。

但是順勢療法剛好完全相反，它是從能量的角度，於每次搖晃的過程將物質頻率複製到水中，透過重複次數來增強能量，此時物質數量越多，效果反而越差，因為同一類物質在有限的空間中，會因相互壓縮抵消活動度。

就像一間教室若只有一個小朋友，他可以充滿活力無拘無束的自由活動，但如果一間教室塞進了一百位小朋友，每個小朋友就變得非常拘束，活動力也跟著下降。換句話說，如果能夠提供相吻合的正確頻率，一滴水的效果反而會比一杯水的效果好。

順勢療法還可以複製毒物或病菌的頻率到水中，透過搖晃水的過程，以產生頻率相同，但卻完全相反的波形，抵消讓人生病的病菌波頻，身體便能和病菌相安無事。疫苗就是根據這個概念，將特定病毒或細菌毒性降低，當稀釋了毒性的疫苗進到人體後，激發身體產生抗體與它產生共存的能力。

生活小知識

水能夠儲存你的想法

水在日常生活上一般都是用做清潔洗滌和日常飲用，但事實上水還具有一個非常特別，但比較不為人知的特性——水是很好的載體，具有能夠記錄頻率或是信息的特質。所以能把我們的意念傳輸進去記錄下來，就好像光碟片燒錄音樂一樣，能夠記錄特定頻率或是信息，並透過共振原理對我們或環境產生影響。

因此我們常看到宗教使用水來做傳導，像是基督教的聖水、大師加持過的能量水或是民間習俗中用來治病趨邪的符水，其背後的原理，就是透過誦經持咒，運用音波的方式把能量傳遞到水裡，用水當做載體將信息記錄下來，在我們使用或飲用這些水的同時，也就共振了裡面所含的訊息。

受到不同話語和情緒所影響的水結晶差異

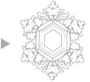

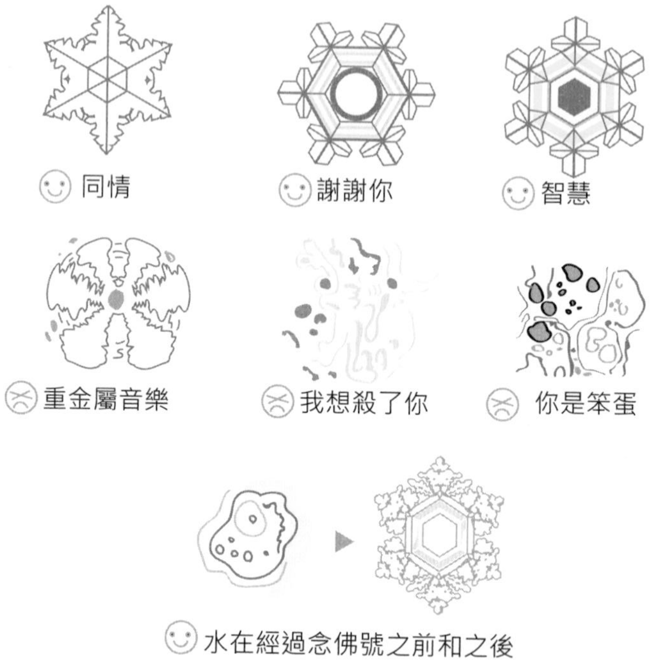

日本學者長江本勝（Masaru Emoto）的研究，提供我們具有說服力的科學佐證。

他將經過正面與負面情緒影響的水，在冰凍之後，比較水的結晶狀態，結果發現不同的情緒，確實會讓水呈現出不同的結晶：受到正面情緒影響的水結晶，結構完整有序，看起來較精美，而受到負面情緒影響的水結晶，則會呈雜亂潰散狀，看起來了無生氣。

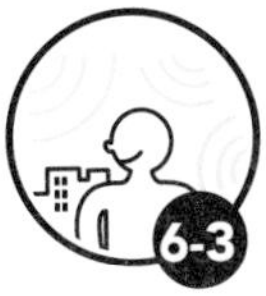

傳統中醫的氣與經絡，正是能量和頻率的概念

中醫運用人體的共振現象，進行診斷和治療

近代隨著量子物理的發展，讓能量醫學在西方醫界逐漸受到重視，但事實上，能量醫學的應用，在中國的歷史更加久遠，因為傳統中醫理論就有很多能量和頻率的概念，像是中藥裡的補、瀉之法，認為某種特定中藥可以補肝，就是因為它的頻率跟肝的頻率相似，而特定的熬煮過程，就是加入能量的概念。

一旦特定信息與人體特定的器官產生共振，我們便能夠感受到信息放大，也就會覺得這個藥物對我們有補氣的效果。

中醫的經絡理論也是如此。人體在胚胎發育的過程中，特定時期會有相對應的器官與經絡在同一振動頻率的環境下同時發展，這些器官與經絡因此就帶有共振的活動頻率。

而同一個頻率的振動會散布在身體各處，也就是我們所說反射點，例如，耳朵、手掌、腳底，其實都存在著概括全身器官和經絡的反射點。中醫就運用這個特性，診療或是刺激身體各處具有經絡或臟腑對應的反射點，像是掌診就是看手掌對應反射點的色澤、條紋和氣血狀況來做病情診斷。

另外如耳穴的針灸與按摩，以及腳底按摩時透過按壓的疼痛反射點相對反應臟腑問題，運

腳底反射點示意圖

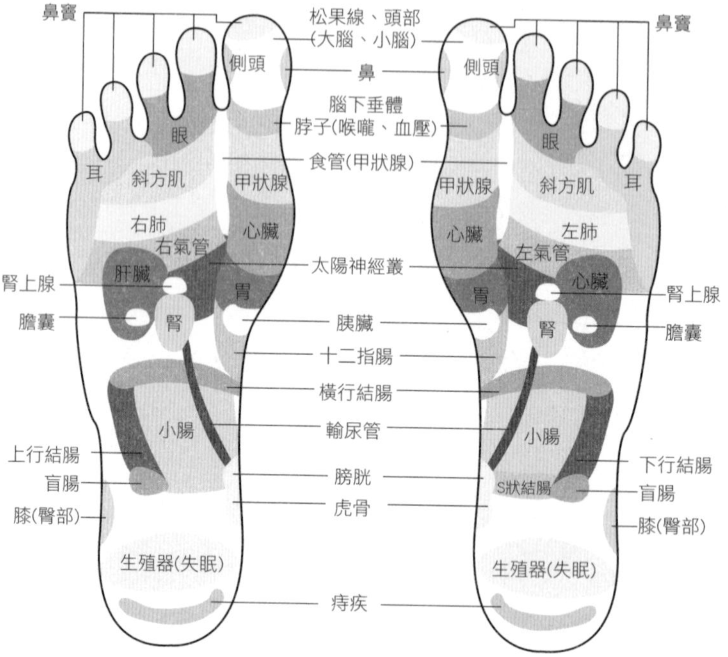

用的都是相同的原理。

國外也有很雷同的觀念，例如透過眼睛虹膜的辨識來做為病情診斷，從虹膜的顏色與形狀是否一致？色澤是明亮或是混濁？有沒有斑點、條紋或是破損出現在那裡？藉此推測出影響健康的問題點，或是器官健康變化的狀況、體內新陳代謝以及毒素沉積狀況等。

每顆牙都有對應的器官與經絡

我們的牙齒也具有類似的共振系統，也就是每顆牙齒都有相對應的器官與經絡，長期有問題的牙齒，也會影響到其他相對應共振的器官經絡。例如犬齒與肝有關，大臼齒則與肺有關，而且這個觀念已被能量醫學與自然療法的牙醫廣泛的利用。

此外，研究也證實，牙周病、牙齒感染的患

牙齒與經絡的關聯性

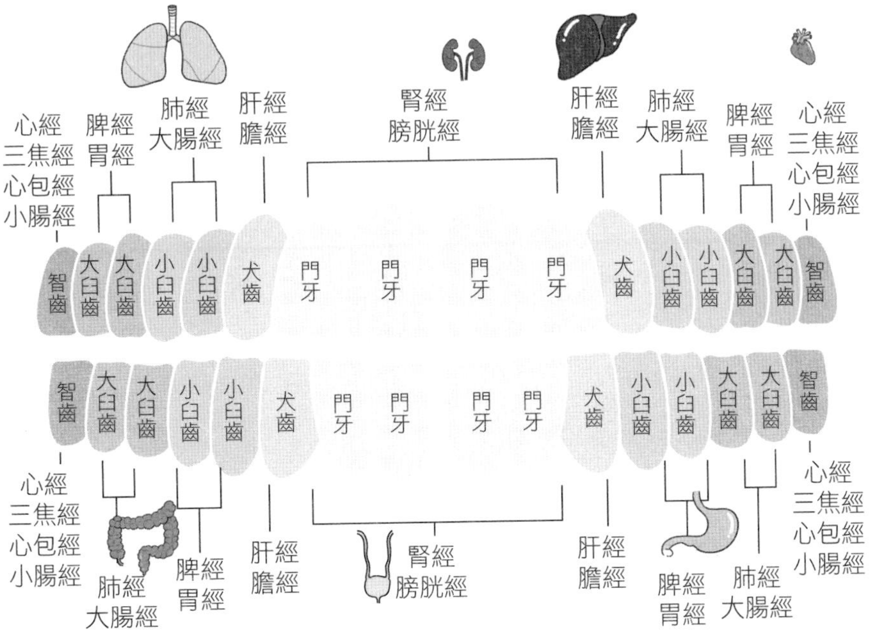

眼睛虹膜反射點示意圖

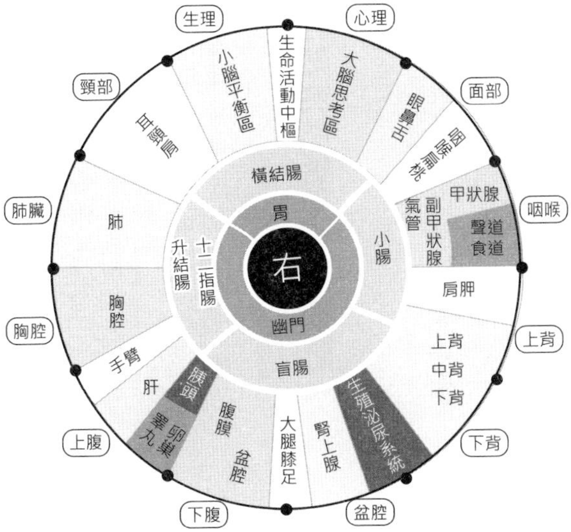

者，引發急性心肌梗塞的風險極高。因為牙齒在接受牙醫治療的過程中，有可能會產生厭氧菌造成細菌感染，這些細菌如果長期在牙齒腔室內滋生，就會釋放出毒素，並透過血液循環影響心臟。因此，能量醫學在診療病人的過程中，非常重視牙齒的健康狀況，通常都會把牙齒的處理擺在第一順位。

6-4

波頻共振治療，人人都能輕鬆做到！

我們每個人不僅隨時都在與各種能量狀態的波頻接觸、互動，同時我們自己的身體裡也有波頻時時刻刻在運作。人體每一個細胞和器官都有各自的頻率，而每一種疾病也有各自特定的頻率，因此近年來東西醫界皆不約而同地想運用波頻共振原理，來幫助人們恢復健康。

然而要做到這一點，並不是醫師的專利，因為波頻共振原理雖然奠基於深奧的量子醫學，但其實它就在我們的生活裡，我們聽到的每個聲音、看到的每個色彩，都可以和我們的頻率共振，所以想運用波頻共振效應改善健康狀態，事實上每個人都能輕鬆做到。

親近大自然就能感受到精神飽滿

既然我們的目的是改善自己的健康，當然得先弄清楚人體的波頻。在先前的章節類中，我們已經知道「波」是依能量傳導時是否需要傳導介質，而分成機械波和電磁波二種形式，所以提到人體內的波，許多人或許認為必然是以人體組織細胞為介質的機械波。但事實上，人體也會發出電磁波！

科學家發現，人體各個器官都會發出特定頻率的電磁波，其中又以我們心臟所發射出的電磁波強度最強，大腦次之。為什麼人體會產生

地球頻率與人體頻率範圍一致

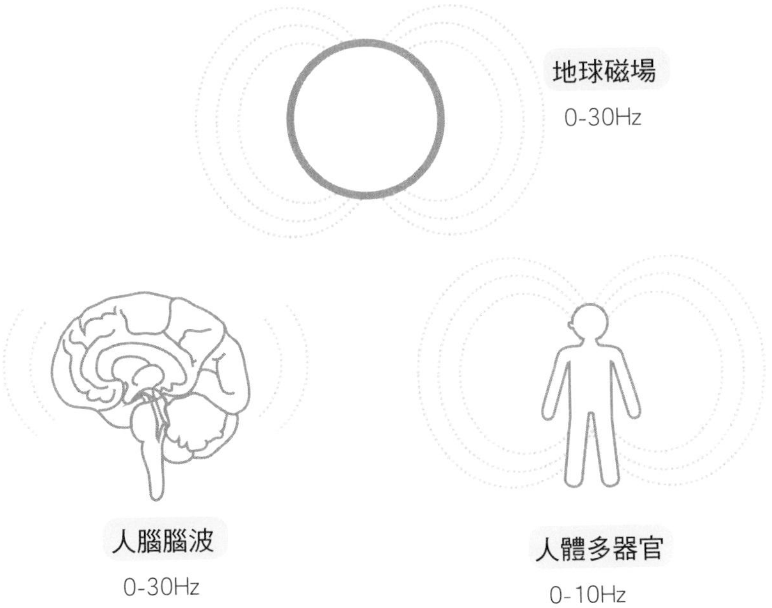

電磁波呢？這是由於人體各部位的細胞運作，主要都靠電子的傳導，當整體器官在自然運作的狀態下就可以測到電流的傳導訊號，例如，心臟的心電圖、大腦的腦波。既然各個器官的運作都有電流，那麼也就會伴隨著各種不同頻率的電磁波。

因此，想運用波頻共振效應改善健康狀態，最簡單的方法就是「親近大自然」。大自然的頻率通常會與地球上萬物的頻率相吻合而產生共振效應，例如地球磁場的頻率為〇至三十赫茲，人腦的頻率也是在〇至三十赫茲之間，我們身體各個器官的頻率也是在〇至三十赫茲這個範圍，因此當我們處在大自然的環境中通常都會有充電的感覺，身體好似真正感受到充分的休息而顯得精神飽滿。

大腦放鬆就能與地球的心跳共振、天人合一

其次靜坐等方式，讓大腦處於放鬆狀態，讓腦波與地球的心跳（舒曼波）產生共振效應。所謂地球的心跳，是德國的物理學家舒曼發

舒曼波原理

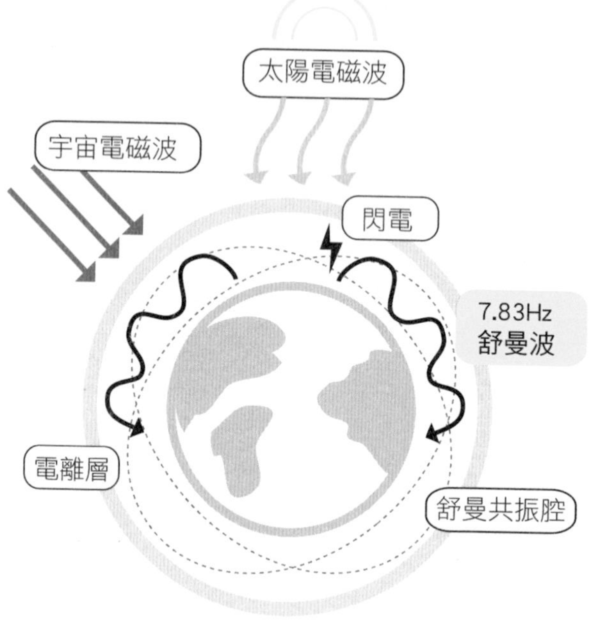

現，在距離地面約一百英哩的天空有一層環電離層，與地球表面剛好形成一個類似空腔濾波器的空間，當太陽光或是外太空的訊號穿過電離層時，便產生了各種頻率。

透過計算後得知，其中有一種約在七・八三赫茲的訊號頻率會持續存在，這種頻率能和地磁產生共振效應，並且使人感到身心放鬆安定，因此這種頻率被稱為地球的心跳，同時又稱做舒曼波。

科學家發現，我們在靜坐、讓大腦處於放鬆的狀態時，腦波頻率是屬於α波，這時大腦的頻率會接近七・八三赫茲，很容易與舒曼波產生同頻的共振效應，使人感到特別有靈感，就好比收音機的天線在調對頻道時，就會收到清楚的聲音一般。所以像是基督教中常提的接受到聖靈，或是台灣民間信仰乩童起乩，這些人之所以真的能感受到訊息，我推測應該是由於大腦狀態與某種外界的頻率共振所造成的影響。

聽對音樂，左腦、右腦活化任你選擇

此外，還有像是近幾年坊間所流行的音療，也是把共振原理運用在能量醫學上的具體例證。因為不同音頻的聲波具有不同的療效，所以透過音頻的共振就能改變大腦的狀態，達到增加專注力、記憶力和學習力或是抒壓放鬆等的目的。

例如，高頻的曲風像是激昂的進行曲、快節奏的流行音樂，其節拍的規律性和鮮明的節奏感能幫助活化左腦。相反的，低頻的古典音樂、交響樂、大自然的蟲鳴鳥叫，這些輕柔、和緩的樂曲則能讓人活化右腦。

在國外，還有利用各種頻率的音叉，以不同的敲擊手法、點位，去對應不同經絡、器官，做身心和情緒的調整治療，而在國內則會利用大小不同的銅缽、水晶缽或是鐘、鼓敲擊，產生的各種高低音頻與身體的各個腔室(頭部、胸腔、腹腔、骨盆腔)，甚至各種細胞產生共振效應，這一類的療法在臨床上也都有不錯的療效及淨化心靈的效果。

靜坐時的 α 波使大腦的頻率接近 7.83Hz

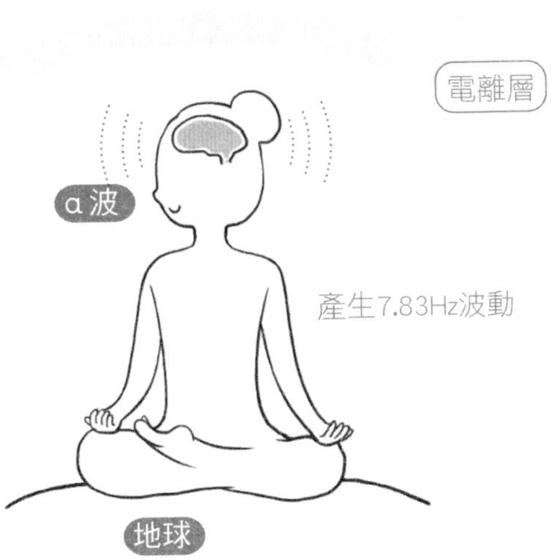

6-5 意識與生命的能量

近代，蘇俄科學家透過了紅外線攝影技術，補捉到人體所散發出來的生物能量場。科學家們發現，我們的身體被層層光霧若有似無的環繞著，各層之間沒有清楚的界線，好似彼此交融在一起，卻又以人體為中心漸近的往外擴散，宛如電漿的形式一般存在我們周圍，這光霧狀態不僅因人而異，甚至每個人也會隨時間產生變化。西方科學家們，將這層層光霧稱為人體的生物能量場，而這也就是所謂的氣場。

人體的生物能量場互相影響

透過科學的印證，我們已經知道，無論動物或植物，任何的生命體都有其獨特的生物能量場及不同的特定頻率。我們乍看之下好似一個獨立的個體，即使陌生人之間相互沒有肢體的接觸，但是我們的生物能量場確實在彼此影響著。例如，當我們近距離接觸國際巨星，或知名公眾人物時，都會感受到強大的氣場，情緒上會引起一些震撼。

換句話說，不管你喜不喜歡，也不論你是否願意。人類整體都會因生物能量場的相互連結而彼此影響，等於是一個共同的生命體。

如果以量子的觀點來看，萬事萬物皆是能量的聚合，人類是透過各種信息意識能量，在所處時空聚合成實際的個體，當生命結束時，有形的肉體便又轉化成無形的意識和能量，無形的意識和信息並不會隨之消滅，只是轉變成不同的能量態，伴隨著光繼續在時空中旅行。

我認為，這個論述其實與傳統的道家思想很接近，道家認為人是三魂七魄和肉身的結合體，當人死亡後就魂飛魄散。這裡的魂魄應該就是指不同能量狀態的意識和信息。

物以類聚、緣分，其實都是共振現象

我們的意識中會帶有各種信息，其傳遞的速度遠遠超過光速，不受時間和空間維度的限制，並且也有可能透過思想和意識把你的訊息傳遞給他人，例如親人間的心電感應、母子連心、當遠方親人如果遇到什麼狀況，可能你會感覺到對方有意外發生。

或是生活中常見的物以類聚，因此特別聊的來，或是特別容易受到某些類型人的吸引，覺得彼此的思考模式、價值觀都相似，無論距離的遠近，最終都會聚在一起，我們常稱之為緣份。這背後的道理，其實就是因為你們帶有相似的頻率而產生了共鳴，也就是所謂的共振現象。

因此在我們生命旅程中，我們也要懂得趨吉避凶。當你發現和某些人相處會令你覺得特別的高興，相處起來輕鬆愉快，能變得更有創造力、更積極樂觀，甚至讓你發揮出獨特創意和天賦潛能，這樣的關係就被稱為「生物場建設性的互動關係」，其共振模式會讓彼此生命價值獲得提升，帶來更豐富精采的生活體驗。

相反的，如果你發現跟某些人相處後似乎會覺得特別沮喪、疲憊和無力感，或是一想到要和他相處就開始感受到壓力、籠罩在愁雲慘霧裡，這被稱為「生物場破壞性的互動關係」，應盡量避免，才不會在互相拉鋸之下，使生命往下沈淪。

7

• Chapter

李博士的腦內革命，健康從「腦」開始

針對現代人最常見的十大文明病，一一提出個別的生活調整重點。

現代文明病發生的根本原因，在於環境的改變，不改善生活環境而完全仰賴傳統醫療的用藥和治療方法，只能達到症狀的改善，很難真正治癒疾病。

前述綜合免疫醫學、功能神經學與量子醫學論述觀點所提出的健康對策，並不是要大家以此取代傳統的醫療方式，而是希望受病痛困擾的諸位在接受傳統醫療的同時，進而找出致病的環境因子，如此才能從根本改善健康。

本篇將告訴大家如何量身打造適合自己的飲食&運動計畫，分享我所歸納出的「三四五科技求生術」以及常見文明病應對策略，好幫助大家能在忙碌的生活中，更快速地掌握生活調整關鍵。

7-1 掌握要訣，量身打造自己的飲食 & 運動計畫

透過4個小問題，找出適合你的飲食方式

每個人因個人體質、生活環境和作息等種種條件的差異，本來就不會相同，我認為每個人需要且適合的飲食，因人而異，沒有絕對的答案，而且還需要隨時配合自己的健康狀況和需求做彈性調整，沒有一勞永逸的方針。那麼，我們該如何找出對自己來說最好的飲食方式呢？在獲得這個答案之前，我們必需先釐清下面幾件事：

1. 你想透過飲食「增肌」或「減脂」？

根據不同需求，你會得到完全不同的飲食建議。普遍來說，肥胖、體脂過高、糖尿病的人，都會有胰島素阻抗的問題，因此在飲食上應該盡量選擇降低胰島素分泌的食物、避免高升糖食物（如粥品）等。此時可嘗試生酮飲食，因為它主要是將油脂分解轉化成酮體作為人體熱量來源，過程中沒有葡萄糖參與，就不會誘發胰島素分泌。相對的，胰島素是促進肌肉生長的主要激素，如果是想要增加肌肉量和爆發力，就要增加澱粉和蛋白質攝取量，像健美選手都會注重高蛋白質的飲食，並且搭配適合的重量訓練，就是增加肌肉量和運動表現的最好方式。

2. 你的健康亮紅燈了嗎？

個人的健康狀況，當然會直接影響飲食需求，例如成長時期的兒童，由於其身體代謝速率快，就適合吃澱粉、碳水化合物、高蛋白質的飲食，才能夠迅速補充成長時期身體所需的營養和熱量。

但對中老年人或是三高族群的飲食來說，則偏重限制熱量攝取、採用間歇性斷食、減少澱粉的低碳飲食方式較為適宜。如果是針對免疫系統問題的飲食，就需要先知道哪些食物是自己的過敏原，要採取抗過敏飲食對健康才有幫助。

3. 生活中是否有潛在因素會讓你事倍功半？

傳統認為飲食在健康養生中是最重要的部份，然而從粒線體科學的角度來看，充足的陽光照射對人體來說其實比飲食和營養的攝取更為重要，因為粒線體負責提供能量給全身細胞使用，而透過光照的光電效應，產能效率會優於一般飲食。

因此，足夠的日照，同時透過生理時鐘和生活作息的調整，幫助提升細胞和粒線體的健康，會是比飲食的選擇更為重要。

4. 你的生活作息是否正常？

地球上除了夜行性動物，大部份的動物在日落後就不再進食，人類是唯一的例外。然而從人體的生理時鐘角度來看，夜晚並不是我們進食的理想時間，因為人體在夜晚會分泌褪黑激素進行免疫修復，如果在晚上進食，身體就必需消耗多餘的能量來消化，進而導致免疫功能下降。

所以，最好能將晚餐時間提早、並避免或戒除吃消夜的習慣，在睡前四小時盡量不要進食，讓身體和腸胃能夠減輕負擔，就有足夠的能量來進行免疫系統的運作。

飲食3原則：減碳、避免過敏原、吃當季、在地的食材

每個人適合的飲食方式都不相同，真正適合自己的飲食方式，雖然應該視個人健康狀況和需求隨時調整，沒有標準化的制式食譜。但還是有一些大方向的原則能參照，這可以分為三個不同層次來做考量：

1. 採取減碳飲食，調整碳水化合物、蛋白質、脂肪攝取的比重

飲食目的應該是為了補充身體需要的養份和能量，不完全是追求甘食厚味的美食，所以要隨著身體狀態和需求做個人化飲食方式的動態調整。

一般而言，碳水化合物尤其是澱粉類食物，就好比是汽油燃料，能快速燃燒好像可以填飽肚子，但一下子就燒完了，於是身體又開始進入飢餓的狀態。並且澱粉在進入身體後會迅速分解成葡萄糖，造成血糖快速飆升，身體就必須分泌大量胰島素，才能將葡萄糖帶入細胞，這會使得血糖急速下降，如果血糖和胰島素就這樣快速上升和下降的劇烈震盪著，長期下來就會讓人情緒比較不穩定，也容易產生胰島素阻抗現象而導致糖尿病。

而油脂代謝就好像在燒煤炭，升火的速度雖然比較慢，但是持續燃燒的時間長而穩定，能夠讓血糖和胰島素穩定輸出。

事實上，如果我們從飲食演化的角度來看，原本人類一直是過著狩獵生活，飲食並不規律，有可能好幾天沒有打到獵物，所以時常都處在飢餓狀態，這時期動物的油脂和蛋白質就是人類主要的熱量來源。把穀類做為主食的農耕生活，其實只有一兩千年的時間，而且最早也沒有一日三餐的習慣，是直到最近的兩百年左右，大家才開始習慣每日三餐的飲食文化。

由此可見，如果把碳水化合物當成主要熱

量來源，對健康而言並不是最理想的飲食方式，低碳水化合物的飲食會比較符合人類原始的生活型態，因此建議大家可以慢慢調整食物組成比例，依照自己身體狀態，循序漸進減少碳水化合物的攝取，並增加蛋白質和油脂的比重，最後調整成以油脂為主要熱量來源的飲食方式。

【真實案例】

李先生透過「減碳飲食」改善血壓、血糖，一年半後經醫師同意停藥！

患者李先生是位教育工作者，現年五十八歲，主訴長期痛風、高血壓、具有糖尿病家族遺傳史，兩年前診斷出初期糖尿病，需定時服藥。經指導嚴格執行低碳飲食，完全不吃澱粉穀類食品和高升糖指數的食物，一年半後，尿酸、血糖、血壓皆回復正常範圍，並在醫師的同意下停止用藥。

碳水化合物、蛋白質和油脂攝取比重建議

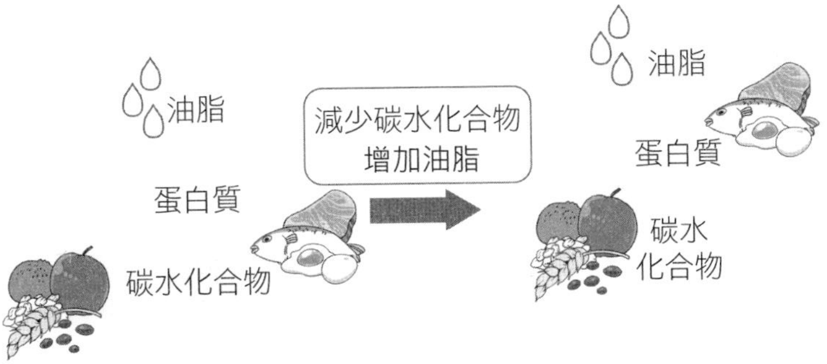

2. 採用抗過敏飲食法，避免過敏原食物

現代疾病的根源其實大多和過敏有關，許多常見的食物例如，麵粉、雞蛋、牛奶、黃豆等，其實很容易在體內產生的抗體，造成自己細胞攻擊自己的器官的自體免疫反應，此時只要避免過敏原就能改善。有關過敏原對人體的影響機轉以及找出慢性過敏原方法，見第一章的詳細說明。

3. 當季、在地或相同緯度食材為優先

如果農產品的生產地與我們是處於相同的日照環境，那麼體內細胞中的粒線體就有足夠能力去代謝位於同樣日照環境下農產品的糖份，而不會形成身體多餘的負擔，這樣子我們所食用的農產品才能夠做最有效率的代謝。反之，若是非當季的食材、非在地的農產品會因為日照環境的差異，其實不見得適合我們的身體。

以台灣南北兩地為例。台灣位於北半球，

生活小知識

即使沒有過敏問題，麵粉製品還是有許多隱憂

現在有一些新興的飲食觀念，像是針對小麥的蛋白質麩質過敏的無麩質飲食，在歐美已經越來越受到重視，有些賣場為此已經開始提供無麩質食物專區。但是就算對於麩質沒有過敏的人來說，也不代表你可以安心享用麵粉製品。

由於在台灣的日常飲食中，麵粉主要是來自於美國與加拿大，這些麵粉中都含有除草劑，並且許多麵粉加工食品和烘焙品，

因為要增加賣相讓成品更美觀，也為了滿足消費者對口感的追求，添加了香精、色素、膨鬆劑、漂白劑、品質改良劑等食品添加物。因此麵粉對於我們的健康來說，已不單單只有麩質的問題，其中可能含有的除草劑、食

緯度由南到北大約介於北緯二十一度到二十五度，越往北就越偏離赤道，陽光在穿透大氣層時的折射角度就越大，陽光照射到地表的組成就沒有南部充足。

在南部陽光充足的環境下，所生產甜度甚高的熱帶水果，例如芒果、香蕉、鳳梨等，對於南部人而言，因為有充足的日照環境，他們的粒線體有能力可以代謝這些高甜度的水果，但是對北部人來說，卻由於日照環境較差，如果粒線體想要代謝這些水果，相對上來說就會是極大的負擔。我們可以觀察到南部人傳統口味的飲食相較於北部來說是偏甜的，這也是一種佐證。

此外，由於現在農業科技發達，很多原本在夏季才能吃到的水果或是農作物，讓我們即使在冬天也能夠很容易吃到；雖然得以滿足口腹之慾，但是由於冬季陽光組成並沒有夏季充足，粒線體還沒有準備好能夠代謝夏季的農產品，長期下來就有可能造成粒線體提早退化，我們的身體也會因而加速老化。因此，居住在寒帶的人要是冬天吃高糖分的熱帶水果，例如鳳梨、香蕉、榴槤，以健康的角度來說其實不太適合。

以在北部的都會上班族，和南部在外工作的農民來說，這兩者之間就會形成強烈的對比，現代上班族缺乏日照、長期在室內很少接觸大自然，以及使用了大量的人工照明、熬夜加班、日夜顛倒、作息不正常，

物添加物都會是影響健康的危險因子。除草劑更被證實了可能是致癌物，許多歐盟的國家現在都已經禁止使用。

平凡的麵粉在表面上看起來似乎大同小異，但由於其來源和產地不同，以及可能含有的化學物質還有食品添加物，對我們的身體健康還有可能會產生巨大的影響。

在飲食的選擇上應該就要比南部擁有充足日曬的農民更加留心，以長期觀點來看，盡可能去選擇當季、當地的新鮮食材，對身體健康而言會較有助益。

從能量醫學的角度，擬定最適合自己的運動計劃

近幾年國人運動風氣盛行，開始有多元化的運動種類及建議，但是過多的資訊，反而讓一般大眾想養成運動的習慣卻又不知如何著手。其實最適合自己的運動，應該從能量醫學的角度出發，此時須注意以下三大重點：

時間

Q：早晨運動好，還是晚上運動好？
A：早晨運動最佳，避免夜間運動

按照生理時鐘，人體在早晨會需要大量的腎上腺皮質醇，才可以協助啟動身體各器官白天的運作，在早晨運動正可以幫助身體分泌這項激素。

而到了夜晚，人體會開始分泌褪黑激素，準備進入休息狀態，很多上班族都會習慣在下班後去運動，反而會造成腎上腺素和腎上腺皮質醇升高，讓我們過度興奮而影響到睡眠品質，同時還會抑制褪黑激素的分泌，使得免疫力下降，細胞也就無法進行深層修復。所以，比較適當的運動時間應遵循日出而作、日落而息的原則為佳。

地點

Q：戶外運動好，還是室內運動好？
A：戶外運動較佳，室內運動較差

運動時最好盡量選擇有自然光源的戶外環境，避免在室內或過多人造光的環境。因為人造光源中的藍光會使粒線體的功能下降，破壞生理時鐘的規律性，讓身體細胞提早老化。

相對的，自然光尤其是太陽光中所含有的UVA，UVB、紅光和近遠紅外線

IRA等成份，能促進維生素A和維生素D的製造、協助提升人體免疫力、活化粒線體、能減緩細胞老化等等對人體的好處，因此戶外運動對人體健康的幫助會比室內運動大些。

型態

Q：有氧運動好，還是無氧運動好？
A：一般人應兩種輪流做，銀髮族要稍加強重量訓練

無氧運動雖然能訓練身體爆發力、增加肌肉量、強迫身體快速提升心肺功能，但無氧的劇烈運動，主要都是在消耗肝糖，不但無法有效率的利用脂肪代謝，還會造成大量乳酸堆積，減脂效果差。相反的有氧運動，可以讓細胞獲得足夠氧氣，能夠在運動三十分鐘後促進身體燃燒脂肪，進行代謝產生熱量、達到減脂減重的效果。

所以一般民眾對於運動的選擇，應該視個人運動目的而定，如果是為了競賽、健美，透過無氧運動來訓練肌肉效果較好。相對的，想要降低體脂、增加身體新陳代謝率、減輕體重，那麼有氧運動則是你較好的選擇。

但要特別提醒的是，根據研究指出，大腿前側股四頭肌的肌肉量會影響老年人是否長壽。因此，對銀髮族來說，建議可以加強重量訓練的比重，以延緩肌肉的流失。對大部份的人來說，運動方式的選擇應該要評估身體的狀況，視需求在有氧和無氧運動間做彈性調整，儘量避免一成不變，才比較符合人體的健康。

無氧運動 v.s. 有氧運動

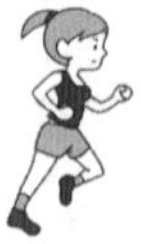
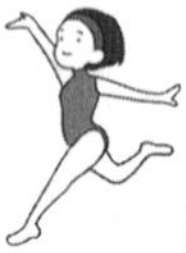
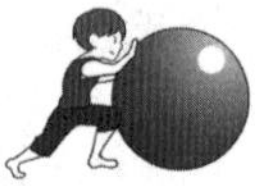
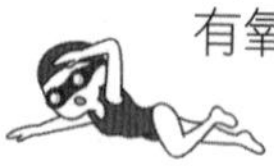
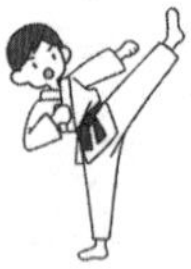

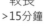

有氧		無氧
50~90	最大心跳率	>90
較長 >15分鐘	持續時間	短暫
心肺 消耗體內脂肪與肝醣、增進心肺能力	效果	肌力 分解體內葡萄糖或肝醣、提升肌力
慢跑、騎單車 有氧舞蹈、游泳	常見運動	舉重、跆拳道 籃球、肌力訓練

有氧消脂 VS 無氧塑身

	有氧運動	無氧運動
強度	適度 最大心跳率約50%~90%	較高 接近最大心跳率90%↑
感受	呼吸加快 有點喘 (仍可講話)	呼吸困難、心跳急促
乳酸	增加不多或不增加	大量產生(肌肉會痠痛)
成效	提升心肺功能、 控制體重、降低體脂肪	雕塑曲線、改善腰痠背痛 增強肌耐力和肌力
時間	較長 40分鐘以上消脂效果佳	極短
舉例	有氧舞蹈、 快走、慢跑	肌力重量訓練、百米衝刺

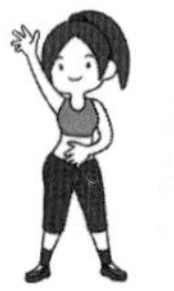
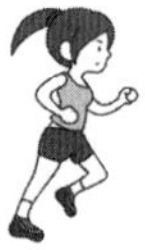

7-2 強化大腦與細胞健康的三四五科技生活求生術

科技進步為我們帶來生活的便利，卻也因而產生了許多文明污染和文明症候群。生活在現代社會中，不但有外在的環境干擾因子，加上無形的磁波影響，以及生活壓力、內在心理情緒，種種因素交錯下，使我們正面臨著一個充滿各種潛在危機還有未知風險的環境。因此，我在綜合了人體生理運作機制、慢性病的成因與細胞健康的原理後，特別整理出適合現代人養生的三四五科技生活求生術，活化大腦，提高粒線體效能，就能減少或減緩文明病、慢性病的發生。

三大原則：正確生理時鐘、正視大腦退化、正向思考習慣

1. 正確生理時鐘

正確的生理時鐘是達到身體健康最基本的要求。人體所有的細胞、組織、器官、內分泌之運作都需要依循大自然的運行規律，這樣身體才會井然有序的各司其職。

因此最好的方法就是日出而作、日落而息，養成早睡早起的規律作息，避免熬夜，就可以不需依賴藥物，自然而然的把生理時鐘調整正確。

2. 正視大腦退化的原因與跡象

我一再強調細胞退化是百病之源，而大腦是人體的總指揮，一旦退化，身體所有機

能運作也就跟著亂序。

建議大家可以利用肌肉測試，找出影響大腦的環境干擾因子，以及二〇四頁介紹的調校運動，重新調整大腦對空間和視覺的訊號反應，其動作設計可以同步調整深層背肌，改善駝背、延緩老化、活化大腦，任何人都可以在家自行練習。

3. 正向思考習慣，找出日常生活的壓力來源

當大腦受到長期壓力，無法負荷各種情緒和心理的影響時，最後會導致大腦產生不可逆的疾病反應及身心症狀。

如果我們能夠早期發現壓力的來源（可能是工作、學業、婚姻、人際關係，各種生活面相的身心壓力），並透過各種方式（如改變生活的環境、轉換工作、轉換交友圈、尋求專業的咨詢建議，運動、靜坐、宗教、接近大自然等）儘早的積極面對，就能獲得改善或解除。

此外，人體的大腦會分泌各種激素幫我們抒緩身心壓力，或是提高活力讓您心情愉悅，例如多巴胺讓人有充滿正能量的感覺，能夠提高身體的抗壓性；血清素能帶給你幸福的感受；GABA可以讓大腦放鬆鎮靜。建議可依前述介紹過能幫助各激素合成的食物做為飲食參考。

四多：多踩地、多日照、多洗冷水、多含氧量

1. 多踩地、多接近大自然

每天打赤腳踩地，或是接觸大自然的元素，例如，樹木、花草、石頭，可協助調整身體的負電位，消除身體與地球表面的電位差，只要讓地球提供給人體足夠的電子，就可以大量減少不成對電子自由基產生，達到減緩身體老化的效果。

2. 多曬太陽

陽光對人體有許多好處，如調節內分泌、促進維生素A和維生素D的生成、增強人體免疫力、提升細胞健康等，尤其是晨光和夕陽，所含成分最適合人體。

3. 多洗冷水澡

低溫能夠促進活化細胞代謝效率，訓練身體適應低溫的環境，就能有效激活多巴胺的分泌，以及增加瘦素分泌、提升熱量使用效率與人體細胞的活力。

尤其是早上剛睡醒的半小時內，沖冷水能刺激腎上腺皮質醇的分泌，有效率的調整生理時鐘，提升我們白天的活力。但這個方式必須視個人健康狀況量力而為，且採取漸進的方式，先從足部開始，等到適應溫度後再逐步往上，擴大浸泡冰水或是淋浴的面積。

4. 多增加血液中含氧量

氧氣對大腦和全身細胞的運作很重要，人體血液中的氧氣和葡萄糖是細胞代謝所需的兩大食物，而其中氧氣的重要性更勝葡萄糖，大腦細胞在缺氧三到六分鐘就會導致死亡。因此增加含氧量是促進我們身體健康的重要基本功，建議每周至少三次，每次至少四十分鐘的有氧運動，例如慢跑、快走等等，運動強度以活動中還能正常交談為原則；平時可以多做深呼吸，或是採用腹式呼吸、練習吐納，來提高血液中的含氧量。

五少：減碳、減敏、減夜宵、減藍光、減環境干擾

1. 減碳飲食（減少碳水化合物和糖份的攝取）

碳水化合物和糖份的攝取會讓血糖劇烈震

盪，容易影響代謝，也會讓情緒比較不穩定、時常有肌餓感，建議可改選高纖、低升糖指數的食物，同時增加蛋白質與油脂的比例，使食物轉化成葡萄糖速度減緩，協助血糖的穩定，甚至可視個人體質和健康狀況適度戒除澱粉、水果。

2. 減少食物過敏原（採用抗過敏飲食）

疾病的根源大多和過敏及自體免疫反應有關，因此找出過敏原並設法避免，對健康才有根本性的幫助。

3. 減少晚餐食量並戒除消夜

以人體生理機制來說，太陽下山之後我們開始準備休息，好在睡眠時做細胞修復，若是把效率分散去幫助腸胃消化，對身體而言其實是額外的負擔。

建議大家盡量提早晚上用餐時間或減少晚間的食量，並避免咖啡因和刺激性飲品，同時戒除睡前的消夜點心，至少在睡前四小時不要再進食，讓腸胃也能輕鬆休息。

4. 減少藍光和電磁波

藍光和電磁波會造成細胞病變、提高慢性病的機率、影響腦部發展、導致大腦細胞退化等影響，因此請務必減少3C產品的使用時間，同時改用仿太陽光譜的光源作為室內照明，或是在室內和夜晚配戴去藍光眼鏡，來減少相關影響。

5. 減少環境干擾因子

環境干擾因子包羅萬象，從過敏食物、環境污染、食物污染、科技危害，甚至自己的情緒和心理因素都有可能，請在詳讀第一、二章後，運用該章節中的測試，找到問題的源頭才能有效改善。

7-3 擊退十大難搞文明病！

失眠、焦慮、腰痠背痛、高血壓等，幾乎是現代人十有八九會遇上的病症，這些文明病嚴重程度不一，卻都對健康帶來極大的困擾與不適，為此我特別針對現代人最常見的十大文明病症，歸納出更具體的防治對策，並以表列方式做摘要說明，幫助大家快速掌握調整重點，讓我們以達到健康狀態為終極目標，一起為健康努力。

早上起不來，晚上睡不好？

改善失眠最主要的方法就是調整生理時鐘和降低中腦發炎的影響，所以面對失眠不是只能依賴助眠藥物，在此提出以下幾點具體的日常建議：

1. **避免食物過敏原**

免疫失衡會影響大腦的正常運作，請利用肌肉測試（詳見CH2-2）找出自己的食物過敏原，並盡量避免攝取。

2. **起床後半小時內接觸陽光**

晨光和夕陽的光線可以幫助人體重新設定正確的生理時鐘。或是最好能在起床後半小時內接觸陽光，讓大腦開始進行各種內分泌的調控、協調器官運作。

3. 作息規律、早睡早起

避免日夜顛倒，內分泌激素平衡，可幫助生理時鐘正確運行、提升睡眠品質。

4. 提升早晨的腎上腺皮質醇分泌

由於日夜顛倒與壓力等種種因素，許多人白天的腎上腺皮質醇普遍分泌不足，可運用在早上洗冷水澡或養成晨間運動習慣的，刺激腎上腺皮質醇的分泌。

此時的運動方式，不需要花太久的時間，只要在早上起床五分鐘內，做伏地挺身、原地快跑等短暫運動，藉由快速增加心跳的方式就有效果。同時，還要盡量避免用咖啡因的方式來提神，以免晚上腎上腺皮質醇的分泌降不下來，影響褪黑激素的分泌。

5. 避免過度人工照明，尤其在夜晚要避免過多人造光源

人工照明具有擾亂生理時鐘等多種危害，最好盡量減少，尤其是在夜晚，建議可以利用紅光和遠紅外線，或是仿太陽光光譜的燈具來作夜間照明。

其中，由於手機、平板電腦和LED燈的藍光，對健康的危害更大，建議在藍光的環境下最好配戴去藍光眼鏡，減少藍光影響（詳見CH5-3）。

6. 降低睡眠時外界對中腦的刺激

睡眠環境要保持絕對的黑暗、臥房避免使用小夜燈、睡覺時可以戴上耳塞和眼罩，來隔絕聲音和光線對中腦的刺激。

7. 降低體內二氧化碳的濃度

體內二氧化碳的濃度過高就會影響睡眠（詳見CH3-3），可以運用緩慢的腹式呼吸或吐納技巧就能改善，而且還能增加血液的含氧量。

8. 適度補充營養品

適度補充薑黃、魚油和白藜蘆醇的營養品，可改善中腦發炎、增進睡眠品質。

常常覺得焦慮不安？

我們已經知道，由食物過敏引起的自律神經失調，和甲狀腺發炎亢進所造成的自體免疫反應，以及大腦對空間、距離、高度的認知有整合性誤差等因素，都是焦慮常見可能的原因，而當大腦神經傳導物質，如GABA、血清素分泌失調時，也容易讓人產生焦慮感。因此想要改善焦慮，具體的日常建議有：

1. 避免食物過敏原

避免因食物過敏造成自體免疫反應。除了臨床上常見的食物過敏原，包括麵粉、牛奶和乳製品、雞蛋、黃豆之外，建議再透過血液抗體檢測或肌肉測試（詳見CH2-2頁），找出自己的食物過敏原。

2. 充足的日照及正常作息

陽光中的UVA能使人放鬆、幫助降低焦慮感，還能協助調節身體激素分泌，促進睡眠品質與細胞修護。而充足的日照有助調節生理時鐘，進而在生活作息規律之後，使大腦神經傳導物質及各種荷爾蒙的分泌正常化。

3. 養成定期運動的習慣

運動有助大腦分泌血清素，請依個人需求做運動規劃（詳見CH7-1），養成運動習慣。

4. 增加GABA和血清素含量

多攝取有助製造GABA和血清素的飲食（詳見CH3-3），增加體內GABA和血清素的含量。

5. 多攝取天然全穀類

多攝取天然全穀類、減少精緻澱粉和高糖份食品的攝取。因為精緻澱粉和高糖份食品會使血糖濃度出現劇烈變化，而血糖不穩定又會讓大腦經常處於低血糖狀態，因此產生緊張焦慮的情緒。

6. 多做「前庭系統與眼球前後調校運動」

前庭系統與眼球前後調校運動可協助調校大腦對於空間和距離的認知訊號，緩解焦慮感。

【紓緩焦慮必學！】

前庭系統與眼球前後調校運動

只要運用特別設計的運動，就可以重新調校視覺與前庭覺，讓大腦對空間、高度和距離等感受趨於實際狀況，如此就不容易感到莫名的恐慌。以下兩種調校運動，方法簡單、人人都可輕鬆上手只要持續練習，讓空間距離訊號和視覺訊號得以回復一致，那麼焦慮與恐慌的情況自然會得到緩解。

進行前的注意事項

1. 初學者建議先採用坐姿練習，待熟練或習慣移動的感覺後，再轉換為站姿練習。
2. 站立後仰時，需避免過度後傾。年長者或是平衡感較差者，最好在練習後仰時，請人在後面保護，避免發生意外或跌倒。
3. 每次練習大約十下左右。視情況和個人所能負擔的練習量，如覺得有需要可再增加練習次數。

「前庭系統與眼球調校運動」方式如下：

示範影片
與有更多說明

前庭系統與眼球前後調校運動（一）

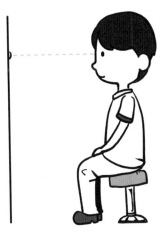

1. 先在牆壁上畫一個點，或在牆上找個目標物盯視，其高度大約坐著時與眼球平行的高度一致。
2. 操作者面對牆壁，距離牆面大約三十公分處，調整一下呼吸。

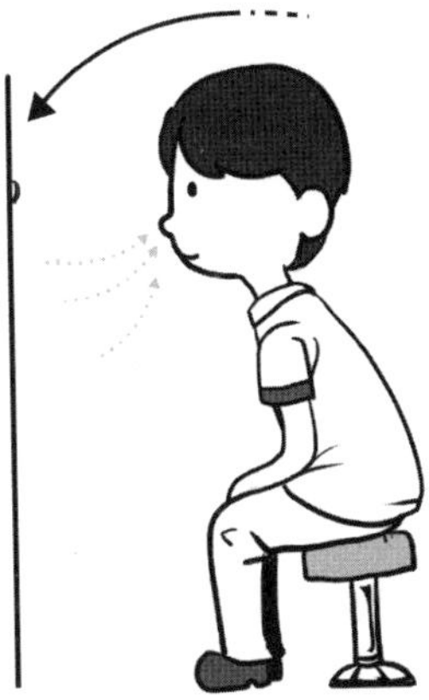

3. 吸氣時身體向前傾，在過程中必須一直注視前方的標示點。

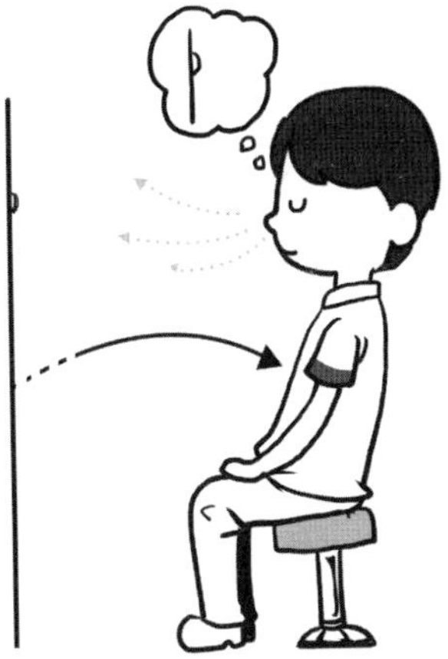

4. 吐氣時則閉眼，讓身體緩慢往後仰，同時腦海裡想像你還在看著標示點。

進行速度放慢，剛開始每次來回大約四至六秒，如果產生兩個標示點的影像，就代表速度過快，要把速度再調慢些。

前庭系統與眼球前後調校運動（二）

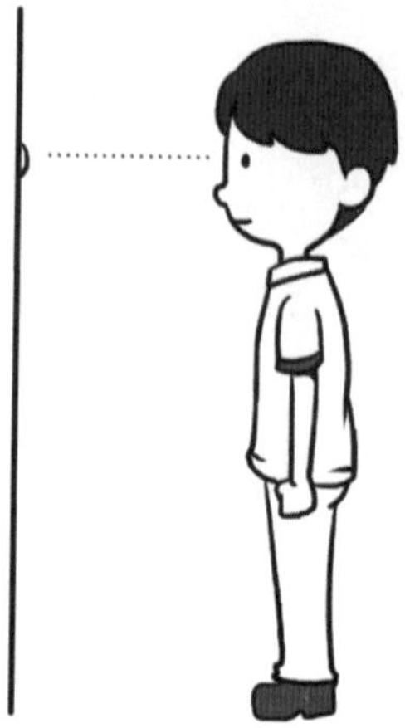

1. 先在牆壁上畫一個點，或在牆上找個目標物盯視，其高度大約坐著時與眼球平行的高度一致。
2. 操作者面對牆壁，距離牆面大約三十公分處，調整一下呼吸。

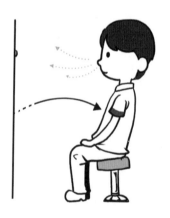

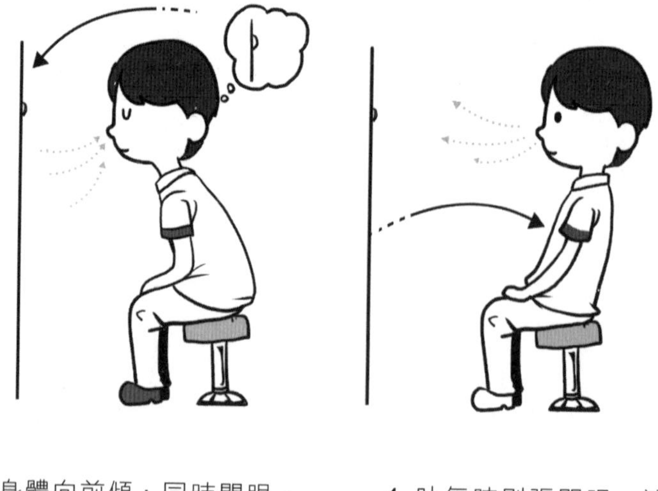

3. 吸氣時身體向前傾，同時閉眼，在腦海裡想像你在看著標示點。
4. 吐氣時則張開眼，讓身體緩慢往後仰，一直注視前方的標示點。

施行速度需緩慢，剛開始每次來回大約四至六秒，如果產生兩個標示點的影像，就代表速度過快，要把速度再調慢些。

【真實案例】

每日執行「前庭系統的調校運動」，不用藥就能揮別失眠、焦慮！

五十四歲的陳太太是位家庭主婦，因長期自律神經失調，所以容易暈車、失眠、焦慮，不喜歡在吵雜擁擠的環境，並且時常感到忿怒。

後經診斷後確認有內耳前庭系統與視覺整合失調問題，因此我建議她每日執行「前庭系統的調校運動」，沒多久她開心地表示，以往的症狀皆獲得大幅改善，重拾久違的平靜生活，也變得更加健康有活力。

少吃多動還是瘦不下來？

一般人認為減肥就是少吃多動、限制熱量的攝取，其實這樣的觀念並不是完全的正確。肥胖其實是由於身體荷爾蒙失調，導致生理時鐘失序以及身體代謝率下降，因此肥胖應該被視為一種免疫系統失調的慢性疾病。且由於現代人飲食精緻化，普遍來說運動量也非常不足，所以如果想要健康的減重，請參考以下建議。

1. 避免食物過敏原

因食物過敏造成自體免疫反應，會影響全身器官的機能而導致肥胖，例如常見的小麥麩質過敏，會引發甲狀腺的自體免疫反應，使甲狀腺機能低下，造成新陳代謝率下降（詳見CH1），臨床上由於除了麵粉中的麩質之外，牛奶乳製品也是引起甲狀腺機能低下常見的過敏原。

所以想要減肥，建議先透過血液抗體檢測或肌肉測試（詳見 CH2-2），找出自己的食物過敏原。

2. 充足的日照

光線透過光電效應幫助細胞粒線體產生能量的效率比代謝食物的方式好（詳見 CH4-2），所以充足的日照能提高人體能量運用的效率，降低身體對食物的需求，也就減少了食量。其中早晨和傍晚的陽光，還有助激素分泌和新陳代謝的活化，效果更好。

3. 浸冰水或冷水淋浴，協助降低瘦素阻抗

低溫能降低瘦素阻抗，促進瘦素的分泌和身體脂肪的分解。同時在低溫的環境下，身體為了維持體溫，會藉由細胞中的粒線體釋放出紅外線增加溫度，粒線體產能效率提升，也有助減少食慾。

4. 採用低碳飲食

以碳水化合物作為能量來源，容易造成脂肪堆積，建議採用低碳水化合物、高油脂的低碳飲食，避免攝取糖分高的水果，並且搭配充足的日照，可協助提昇身體代謝和能量運用的效率。

5. 調整生理時鐘

作息規律、避免熬夜，才能維持正常的激素分泌與新陳代謝。

6. 睡前四小時內不再進食

人體在夜晚會分泌褪黑激素進行免疫修復，如果在晚上進食，身體就必需消耗多的能量用來消化，進而導致免疫功能下降。建議減少晚間食量或是提早吃晚餐，至少睡前四小時內不再進食，同時忌吃宵夜。

7. 減少藍光

藍光會增加瘦素阻抗。因此晚間儘可能避免使用手機、平板，也要避免處於過多藍光的環境中，在夜晚最好選擇紅光為主要照明，並且在藍光的環境下配戴百分百去藍光的橘黃色眼鏡。

8. 做四十分鐘以上的有氧運動

有氧運動能促進脂肪燃燒，提升新陳代謝率。建議最佳的運動時段是早上，以免影響內分泌和睡眠品質，進而導致肥胖。

經常肩、頸、腰、背痠痛？

大部分的人都以為，肩頸或腰背痠痛是因為上班族久坐加上坐椅的支撐性不足所導致，因而強調能讓脊椎曲線獲得充分支撐的人體工學椅也就應運而生。

但我們如果了解人體的運作原理，就可知道人體脊椎弧度和肌肉張力的控制，主要是透過大腦神經系統的整合，並非只是單純的骨骼或建築物的概念，所以要從大腦神經的角度，才能找到肩頸腰背痠痛的問題根源。因此要改善疲勞性肩頸腰背痠痛，我們應做到以下幾點：

1. 進行「前庭、眼球與深層脊椎肌肉的整合矯正運動」

因姿勢不良而造成痠痛的真正原因，主要是在於眼球的位置、前庭系統和控制脊椎弧度的深層肌肉，三者間的整合失調所致。

此時可運用第二一一頁介紹的「前庭、眼球與深層脊椎肌肉的整合矯正運動」，持之以恆就能改善。

2. 避免長期持續盯視手機或電腦螢幕

長期持續盯視手機或電腦螢幕，會造成眼球肌肉疲累引起痙攣，導致眼球偏離中心位置，造成代償性的改變姿勢或體態。

所以使用手機或電腦時，每隔一段時間就要起來走動動，讓眼睛適度的休息，避免眼球肌肉僵化，同時視物距離的改變也會協助眼球肌肉活化。

3. 養成定期運動的習慣

避免久坐或長時間維持同樣的姿勢，並搭配腰部和腿部的伸展運動，可改善肩頸腰背痠痛的問題。

4. 選擇動態性的坐椅

由於讓眼睛長期盯視一個定點的話，容易造成前庭視覺系統整合失調。可選用針對前庭視覺系統整合失調問題，而研發了一種動態式座椅，可有效率的校正和緩解前庭視覺系統整合失調的影響。

糖尿病如何降血糖？

糖尿病是由於體內血糖濃度過高或是胰島素產生阻抗，使得葡萄糖和胰島素堆積在血管中，造成血管發炎，並且血糖不穩定以及血糖濃度過高就會引發各種代謝疾病和器官病變。

因此對於糖尿病患者來說，血糖的穩定以及飲食的選擇就相當重要：

1. 藥物控制

在血糖失控的情況下，患者首要目標就是先透過藥物把血糖穩定下來，千萬不要相信偏方，也不要相信憑自己的意志力就可以控制血糖。

2. 避免食物過敏原

食物過敏會造成自體免疫反應，而當胰臟島細胞受到攻擊，就會影響胰島素分泌，最後發展成糖尿病（詳見CH3）；所以建議糖尿病患者，利用肌肉測試（詳見CH2-2）找出自己的食物過敏原，並盡量避免攝取。

3. 減碳飲食

當血糖穩定下來之後，飲食的控制就顯得格外重要，建議漸進式的減少碳水化合物

前庭、眼球與深層脊椎肌肉的整合矯正運動

人體大腦訊號的失真，就像車子的車輪會因路面各種的狀況及隨著時間日久，產生車輪線性偏移，這時候就必須透過精準的調校，才能讓方向盤與車輪的轉向達到絕對的一致性，如果長期忽略車輪偏移的問題，就容易造成車輪提早磨損，車體也會因長期受力不平均而提前損壞。

我們的神經系統的運作機制又遠比車子操控複雜許多，當內耳前庭眼球反射系統出現整合性誤差時，就會產生多重的問題，除了肩頸痠痛、下背痛、姿勢不良等常見問題外，更有可能因腦幹的統整問題，進而產生焦慮、失眠、自律神經失調，導致中樞神經系統提早老化。

針對這些問題，目前普遍都是透過藥物來達到一時的症狀緩解，但如果想要根本改善，重新調校我們肌肉和大腦訊號，讓身體獲得正確的指令，才是真正的關鍵！

為此，我特別設計了一種矯正運動，透過讓頭部緩慢而規律的移動，可以誘發前庭系統發出訊號偵測頭部位置，這樣緩慢變化的特定姿勢，能夠讓大腦重新學習眼球與深層背肌的正確反應位置，幫助神經系統重新調校。

同時再運用眼球肌肉盯視目標物所得到的視覺訊號進行比對重整，在這個過程中就達到了同步控制脊椎曲度的深層肌肉，幫助調整姿勢、放鬆肩頸和舒解下背肌群緊繃之目的。

進行前的注意事項

1. 調校過程兩眼視線必須一直盯視大姆指，不可離開。
2. 速度需緩慢而規律不可忽快忽慢，剛開始每次來回大約四至六秒，如果產生兩個大姆指影像就代表速度過快。
3. 配合呼吸調節，盡量放鬆、深呼吸。
4. 持之以恆的練習，重複動作十至十五下算一次，每天至少做二至三次的矯正運動。
5. 如果產生暈眩或不適則代表速度過快或過量，超過自已可以負荷的範圍，此時可以把速度減半、次數減半，適應後再逐漸增加速度和次數。

「前庭、眼球與深層脊椎肌肉矯正運動方式」如下所示：

示範影片
與有更多說明

1. 搖頭運動 No-No exercise

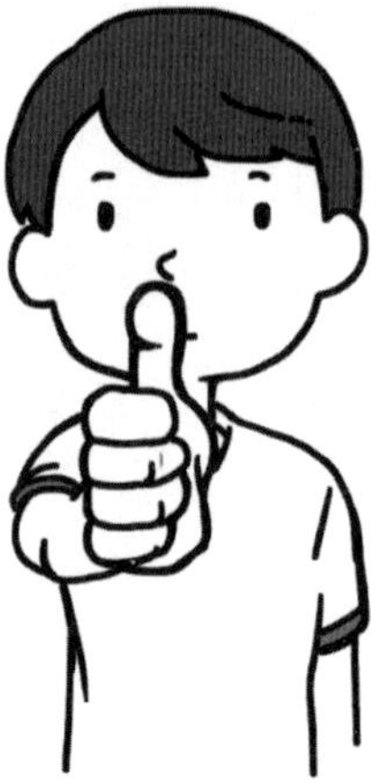

眼球注視大拇指，大拇指與眼球同高，固定不動

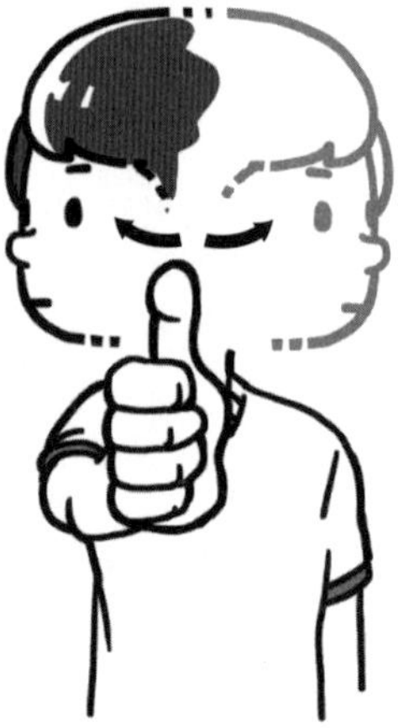

頭左右轉，一個來回約4~6秒，每次10~15下

2. 點頭運動 Yes-Yes exercise

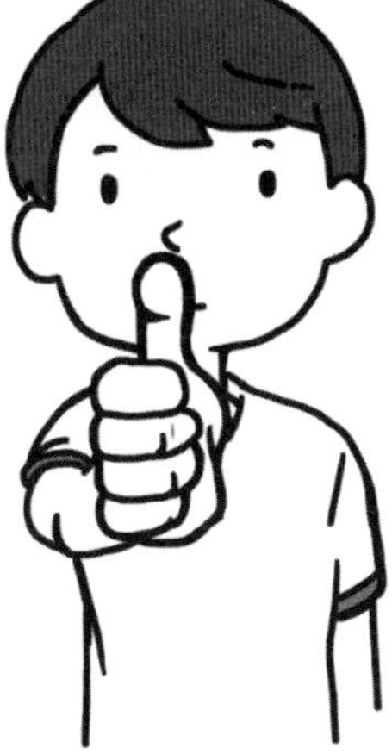

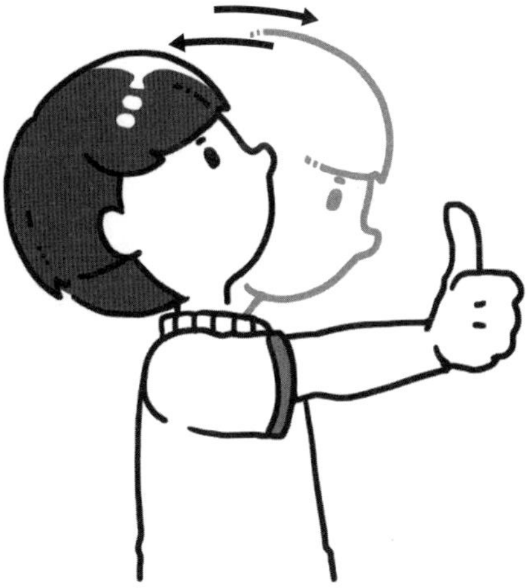

眼球注視大拇指，大拇指與眼球同高，固定不動

頭往前往後點，一個來回約4~6秒，每次10~15下

3. 擺頭運動 Head-tilt exercise

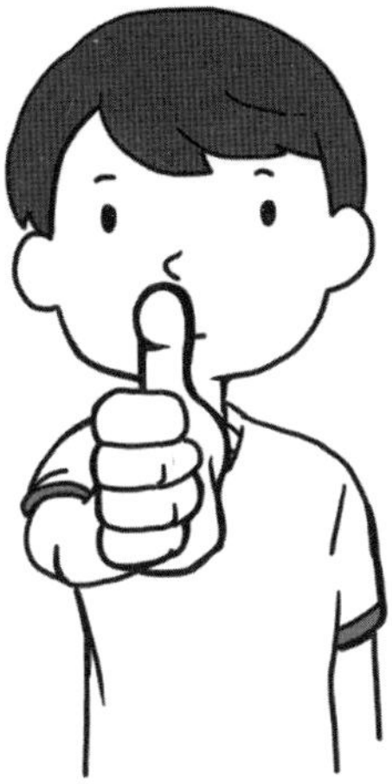

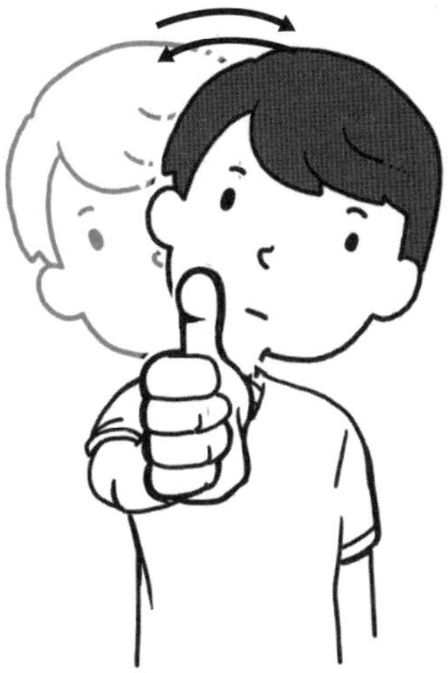

眼球注視大拇指，大拇指與眼球同高，固定不動

頭左右擺，一個來回約4~6秒，每次10~15下

比例，忌食米飯、麵粉、烘焙產品等精緻澱粉類、以及高糖分的水果類，讓食物中的油脂成為主要熱量來源。

如果個人狀況許可，不妨以生酮飲食的方式做為終極目標。

4. 充足的日曬

如採取減少碳水化合物比例，增加油脂攝取的減碳飲食，由於身體攝取大量油脂，必需要配合充足的日曬，才能有效的讓粒線體充份進行代謝。

5. 限制熱量攝取

過多的熱量容易囤積在體內形成脂肪，造成胰島素的阻抗，長期下來造成身體的代謝問題，建議每餐份量只吃到七分飽，並依個人健康狀況，嘗試採取間歇性斷食，例如每日兩餐（早餐、午餐）、每周一天斷食做熱量的控管。

6. 日落後不再進食，戒除消夜習慣

當天黑後褪黑激素會開始分泌，幫助細胞修復、提升免疫力以及調整生理時鐘。所以晚間盡可能空腹，避免身體要花額外的精力去消化，同時也讓腸胃休息。

7. 減少體脂肪比例

將體脂比例降低是控制糖尿病的關鍵。透過有氧運動、飲食控制來降低體脂肪的比例，尤其是內臟的脂肪比例，有助於降低胰島素的阻抗。

高血壓如何降血壓？

人體的機能（如心跳、血壓等）是藉由交感神經和副交感神經彼此的互動及平衡來做控制，而現代人的生活中有各種壓力影響身心，於是我們的交感神經系統就漸漸強勢起來。

失眠、焦慮、高血壓、心臟病、糖尿病等，其實就是自律神經失調所造成。有鑑於此，對於高血壓患者來說，下列幾點建議可有助改善：

1. **切忌貿然停藥**

首先要特別提醒，即使在調理交感神經系統後，血壓逐漸恢復正常，但如果有長期服用降血壓藥物的話，仍應該先與你的醫師經過充分溝通，再視情況漸進式減少藥量，切忌貿然停藥。

2. **降低體脂肪比例**

可透過減重和運動來降低體脂肪比例，對血壓調節也有幫助。其中在運動類型的選擇上，由於抗阻力類型的重量訓練對於降血壓效果較佳，但有氧運動可以強化心肺功能，所以會建議兩種類型運動同時交互訓練。

3. **避免食物過敏原**

食物過敏會造成自體免疫反應，使血管壁被攻擊，導致血管發炎、血管收縮而造成血壓升高。所以建議高血壓患者，利用肌肉測試（詳見 CH2-2）找出自己的食物過敏原，並盡量避免攝取。

4. **充足的日照**

陽光成份中的UVA可以讓血管釋放大量的一氧化氮，一氧化氮可以使血管壁放鬆擴張而降低血壓，尤其是日出和日落時段的陽光成份對人體最為有益。

5. **確認是否有頭部或是胸腔的舊傷**

根據王唯功博士的理論認為，頭部和胸腔如果有舊傷疤或是軟組織沾黏，會影響身體的共振形態而造成血壓升高。因此若是有這類舊傷，建議可以針對頭部或胸腔的舊傷疤（或沾黏處）進行深層按摩，緩解軟組織沾黏的現象。

【真實案例】

刺激會陰或舌頭，讓中風癱瘓患者半年後重新站起來！

唐伯伯今年六十七歲，半年前因中風無法行走，說話也變得含混不清，雖然這半年拚命想練習走路，但效果並不好，再加上無法好好表達，所以脾氣變得十分暴躁，動不動就摔碗丟東西，讓唐媽媽經常以淚洗面，家中氣氛相當低迷。

其實中風患者的復健，拼命說話、練走的效果相當有限，因為人只要一直重複相同的動作，大腦很快地就會進入休眠狀態，而且光是說話、練走，並無法給予大腦受損部位足夠的刺激。

舉例來說，大腦語言區的復健可從周遭掌管立體概念的部位開始活化，所以多陪患者一起玩積木，等立體概念區活化後，自然就會擴散到周遭，幫助語言區的恢復。

此外，再配合於會陰和腳趾部位的刺激，來幫助大腦對下肢的神經連結，並透過舌頭與嘴唇的刺激，有效活化舌部的肌肉協調性。如此積極的復健進行了半年，現在唐伯伯不僅口齒變得清晰許多，而且還能在家裡拄著拐杖、扶著桌椅稍微行走，全家也因此恢復了以往和樂的氛圍。

6. 活化副交感神經系統

可以參照第三章中活化大腦、腦幹和薦椎的方式（詳見CH3-4），幫助副交感神經系統的活化，或是透過靜坐、放鬆、改善生活壓力的方式，降低交感神經張力，達到降血壓的目的。

失智症無藥可醫嗎？

失智症早期的症狀並不明顯，臨床發現並開始治療通常都是到了晚期，因此就只能靠藥物做控制。假如能早期發現、早期介入治療，就有機會改善。

建議大家可先透過大腦功能檢測來幫自己做簡單的判斷（詳見CH3-1），或是用失智症篩檢量表先行做自我評估，同時對失智症的症狀與大腦退化的早期跡象（詳見CH3-4）也要有一定的了解，一旦發現有早期症狀，最好盡速找專業醫師進行評估和診斷，同時搭配以下建議，幫助大腦逆齡回春。

1. 避免食物過敏原

食物過敏會造成自體免疫反應，使大腦遭受攻擊而影響腦部機能，所以要維護大腦健康，請務必利用第一章所介紹的肌肉測試（詳見CH2-2）找出自己的食物過敏原，並盡量避免攝取。

2. 運用大腦用進廢退與可塑性的原則

多動腦、多與外界互動、多學習新事物，例如語言、音樂，可幫助強化大腦神經網路的連結與大腦的活化。

3. 充足的日照

陽光中含有的近遠紅外線，不僅可以直接活化人體細胞，還能增加紅血球的電荷，加速大腦的血液微循環，強化大腦細胞的新陳代謝。此外還有紫外線，可促進維生素D的分泌，增強身體免疫功能。

4. 調整生理時鐘

早睡早起、在清晨和傍晚的時候曬太陽，以及養成清晨運動的習慣，並且早上洗冷水澡等方式，加上盡量避免夜晚接觸過多藍光，就可以有效的調整人體的生理時鐘。

5. 採取減碳飲食

可參考第七章飲食攻略介紹過概念，控制血糖、減少碳水化合物的攝取比例，增加蛋白質和優質油脂的攝取量。

6. 多做整合矯正運動&調校運動

持之以恆的每日練習多次「前庭、眼球與深層脊椎肌肉的整合矯正運動」及「前庭系統與眼球前後調校運動」，可減緩大腦老化速度。

罹患帕金森症，除了吃藥還有什麼選擇？

帕金森症是由於中腦細胞退化使得多巴胺的分泌減少，讓基底核無法正常運作所導致的腦部退化病變，因此帕金森症的養生關鍵就在於如何增加多巴胺的分泌，並且活化腦部相關的神經細胞組織（例如基底核與中腦），相關建議如下：

1. 早晨和傍晚曬曬太陽

晨光和夕陽中的紅外線能活化大腦，促進多巴胺的分泌。

2. 低溫刺激

浸冰水或洗冷水澡等低溫刺激，可以增加多巴胺分泌。

3. 避免藍光

避免接觸過多藍光的人造光源，尤其是在夜晚要避免過多藍光的環境，或是可配戴去藍光眼鏡，減少藍光的影響。

4. 避免食物過敏原

食物過敏會造成自體免疫反應，使大腦遭受攻擊而影響腦部機能，所以最好減少過敏原食物的攝取，可利用肌肉測試（詳見CH2-2）找出食物過敏原。

5. 每天一小時的有氧運動

氧氣是大腦重要的養分，而有氧運動可以幫助胞獲得足夠氧氣，因此建議每天持續至少一小時的有氧運動，例如健走、跳舞、太極拳都是不錯的選擇。

6. 多做整合矯正運動&調校運動

持之以恆的每日練習多次「前庭、眼球與深層脊椎肌肉的整合矯正運動」及「前庭系統與眼球前後調校運動」，可減緩大腦老化速度。

7. 透過飲食、音樂增加多巴胺分泌

攝取能幫助多巴胺合成的食物，以及所提到的生活事項如擁抱、按摩、靜坐、學習新事物、聽令人振奮的音樂等，協助活化多巴胺分泌。

自閉症、過動症，原來和大腦有關？

人體的左右腦有各自的專長和功能以及不同的發展時期，當大腦發展過程中在某個時期遇到了瓶頸，或是有發展遲緩的情況，使得左右腦失衡，嚴重的話就會形成過動症、自閉症、妥瑞症、情緒管理障礙等症狀，因此自閉症和過動症算是一種腦部發展的缺陷，若能再生活中注意以下幾點，將有助病情的緩解。

1. 避免食物過敏原

一般來說，自閉症、過動症或是有情緒障礙的兒童，常見的食物過敏原包括有麵粉、

雞蛋、牛奶、黃豆、玉米。可利用肌肉測試（詳見CH2-2），或是藉由血液慢性過敏原抗體（IgG，IgM）的檢測，找出食物過敏原。

2. 限制３C產品的使用

手機、平板電腦、電視螢幕等等３C產品中的電磁波與藍光，會阻礙兒童大腦的正常發展，所以最好避免孩童使用，如果無法完全避免，也務必限制使用時間。

3. 增加戶外類型的活動

增加戶外類型的活動，充足的日照與接觸大自然，有助於病情的緩解。

4. 避免過度保護

家長們應多給予孩子嘗試和犯錯的空間，避免過多的介入，並且鼓勵孩子勇於面對生活挑戰，如此可協助刺激大腦神經網絡的連結，達到生活自理之目的。

5. 感覺統合的運動刺激

長期持續的感覺統合刺激，是症狀進步與否的關鍵！建議可利用盪鞦韆、溜滑梯來幫助去敏感。可透過專業物理治療師、職能治療師進行專業評估，設計適合患者的感覺統合運動，讓患者在治療所和居家得以持之以恆的練習。

6. 刺激活化腦部發展遲緩部位

針對特定的腦部發展遲緩部位，進行刺激活化，也就是根據第二章大腦發展的原理，找出造成患者發展障礙的原因，重頭開始透過反覆訓練，誘發出大腦發展的下一個進程。例如先前提到的原始反射現象（詳見CH3-1），只要透過重複的誘發原始反射，誘發大腦發展去抑制這些反射使其消失，症狀就能獲得改善。

7. 採用減碳飲食

減碳飲食為提高優質油脂的攝取，並且限

制和澱粉和糖份的攝取，能協助血糖穩定，對大腦發展和情緒穩定有絕對的正面效果。同時，大腦利用油脂所代謝出的酮體作為主要的能量來源，相較於葡萄糖更有效率，而且產生較少的自由基，因此大腦細胞相對較能受到保護。

8. 多攝取魚油

魚油中所含的 omega-3 能夠促進大腦神經網絡的傳導效率，並且能有效的控制發炎。

癌症是因為飲食，還是環境毒素？

癌症的成因是導因於生活環境中的致癌物，誘發細胞基因產生變異，所以無論是防癌還是抗癌，都不能忽視環境中的干擾因子和污染源，以及各種文明症候群對健康的影響。

此外，我們從第一章提到人體免疫系統的運作原理，可知我們的身體會為了想要排除毒物而產生免疫反應，所以大部分癌症病人的免疫系統都是處於 TH2 過於強勢的狀態。有鑑於此，對於癌症病人，我有以下幾個養生建議。

1. 請勿迷信偏方

在急性期應以西醫治療為優先！大部分的非對抗性療法，雖然並非全然無效，但是大都緩不濟急。因此對於癌症的處理，應該是以西醫為主，與臨床專科醫師充分討論，瞭解病情以及選擇治療的方式，其他類型的療法則是做為輔助的角色。

2. 牙齒能量檢測與治療

臨床上，量子醫學對於處理癌症，通常會優先處理牙齒，大部分病人呈現的問題，會和他有問題的牙齒所對應的器官呼應，而牙醫師就會針對這些有問題的牙齒優先進行治療。可惜的是，在國外施行自然醫學的牙醫雖然已相當普遍，但目前在台灣並不常見，不過，我已與台灣的牙醫師針對這項療法進行交流，期望不久之後，這樣的觀念及治療方式能夠逐漸普及。

3. 充分的日照

清晨的陽光和夕陽對人體而言是最適合的光線，可以幫助活化我們的免疫。

4. 採用減碳飲食

依個人狀況逐步且適量調整碳水化合物、蛋白質、脂肪攝取的比重，同時在身體開始增加油脂攝取時，必須搭配充足的日照，否則會使粒線體代謝負荷過重，產生大量自由基，反而導致癌症病情加速惡化。

5. 選擇草飼肉類、低氘飲食

氘會降低粒線體的產能，使細胞弱化、變異（詳見CH4），所以選擇草飼肉類、低氘飲食，降低體內的含氘量與自由基的含量，有助維護粒線體健康，加強身體防癌、抗癌能力。

【真實案例】

用「功能神經學」找出根本原因，大腦平衡就可不藥而癒！

宥宥原是住在台北就讀小學二年級的男生，老師常抱怨他像裝了馬達一樣，上課總是不專心，不是找同學講話就是在桌子底下玩東西，有時甚至還會站起來走動，再三勸告都無效，而下了課也常跟同學吵架，後來就醫評估，被診斷有注意力不足過動症（ADHD），持續進行藥物治療與行為治療將近一年，卻沒有多少成效，讓爸媽十分擔憂。

後來因搬家到了台中，經朋友介紹找上了我，就在了解宥宥原本台北與現在台中的生活環境後，我告訴宥宥爸媽不必擔心，也先別急著繼續治療，因為小朋友過動，主要是左右腦發展不平衡所致。

6. 飲用去氘水、含氫水

由於長期飲用含氘的濃度過高的水，是導致癌症形成的重要原因之一，所以防治癌症，避免飲用含氘水是最基本的（如何獲得去氘水？詳見一三三頁）。此外，氫具有很好的抗氧化功能，還會和缺乏成對電子的自由基相互結合，把不穩定的自由基中和，因此建議多飲用含氫水，有很好的防癌、抗癌效果。

7. 保持正面思考的心理狀態

情緒與身心壓力會對我們的健康造成很大的影響，正向的潛意識往往是癌症病人存活下來的關鍵。在國外施行量子醫學的心理醫生，會透過肌肉測試的方式，瞭解患者長期積累在潛意識中的壓力來源並給予清除。

宥宥過去在台北的生活環境，大肌肉動作的刺激不足，而現在台中偏屬鄉村的生活環境，活動空間變大，多讓宥宥和同學出去玩，慢慢的發展大肌肉，幫助右腦活化，過動的症狀就會改善。

果然半年後，宥宥爸爸很高興的打電話來告訴我，宥宥的過動問題已不藥而癒。

8. 頻率共振調理

運用順勢療法找出身體特定器官所需要的頻率，透過滴劑的調製，以頻率共振的原理協助身體的調理。

疾病，從大腦失衡開始【暢銷新裝版】

環境變異影響大腦功能，造成文明病、慢性病、癌症人口遽增

國家圖書館出版品預行編目資料

疾病，從大腦失衡開始：環境變異影響大腦功能，造成文明病、慢性病、癌症人口遽增／李政家著 . -- 二版 . -- 臺北市 : 幸福綠光，2023.6
面；　公分
ISBN 978-626-7254-22-6　（平裝）
1. 醫學 2. 健康法
410　112008324

作　　者：李政家
插　　畫：蔡靜玫
美術設計：蔡靜玫

特約編輯：黃麗煌
責任編輯：何　喬
社　　長：洪美華

出　　版：幸福綠光股份有限公司
地　　址：台北市杭州南路一段 63 號 9 樓之 1
電　　話：(02)23925338
傳　　真：(02)23925380
網　　址：www.thirdnature.com.tw
E-mail：reader@thirdnature.com.tw
印　　製：中原造像股份有限公司
初　　版：2019 年 8 月
二　　版：2023 年 6 月
郵撥帳號：50130123 幸福綠光股份有限公司
定　　價：新台幣 400 元（平裝）

ISBN 978-626-7254-22-6

總經銷：聯合發行股份有限公司
新北市新店區寶橋路 235 巷 6 弄 6 號 2 樓
電話：(02)29178022　傳真：(02)29156275